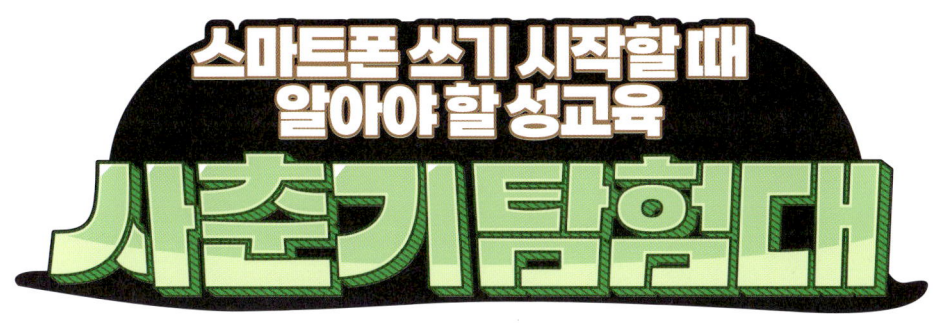

사춘기탐험대

스마트폰 쓰기 시작할 때 알아야 할 성교육

달라진 세상, 달라진 성교육 ①

글·그림 이충민

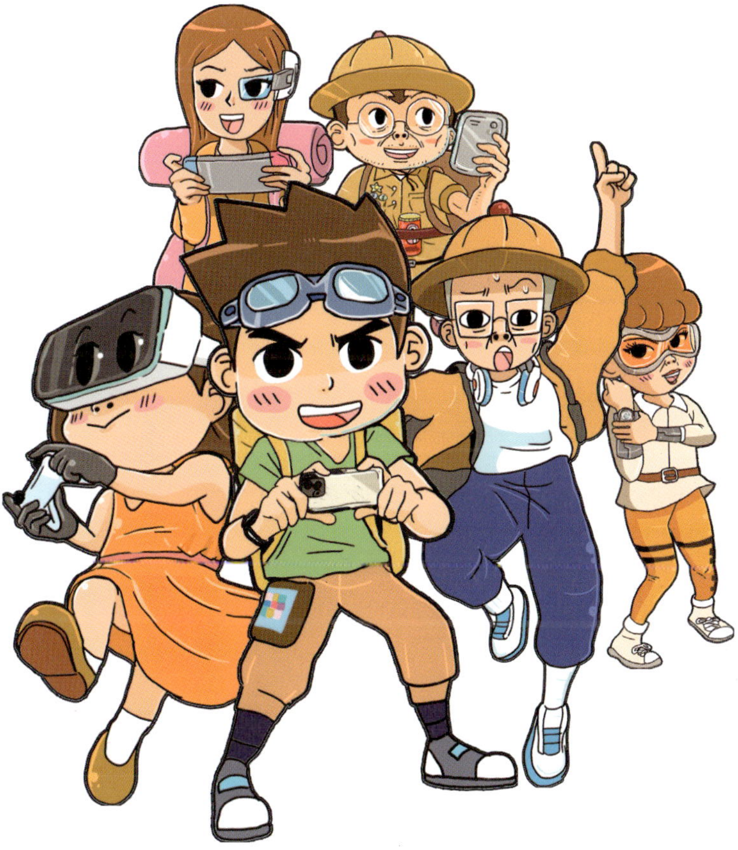

포레스트북스

사춘기 탐험대에게 전하는 메시지

사춘기 탐험대 여러분,

안녕하세요. 사춘기 탐험 대장, 이충민입니다. 이렇게 책을 통해 함께 사춘기를 탐험하게 되어 기쁩니다.

탐험대원 여러분은 태어날 때부터 디지털 세상에서 살고 있어서 스마트폰을 당연하게 생각하지요. 그래서 여러분을 미디어 세대, 디지털 세대라고 해요. 사춘기 때 궁금한 성(性) 또한 미디어를 통해 배우고 있습니다.

그런데 여러분이 알게 된 성 지식은 모두 사실일까요? 전문가가 아니라면 잘못된 지식을 전달할 수 있어요. 무심코 보는 개인 방송이나 좋아하는 유튜버를 통해 알게된 잘못된 성 의식, 가짜 뉴스, 왜곡된 유해 정보 등에서 벗어나 제대로 된 정보를 찾고 발견하는 시간을 가져야 해요.

우리 탐험대원들은 보고 싶은 정보만 디지털 기기를 통해 찾는 것이 아닌, 전문가에게 제대로 올바르게 성을 배우고 알아가야 해요. 디지털 시대의 중요한 가치관과 기준도 배워야 하지요.

그래서 사춘기를 제대로 탐험해야 해요. 사춘기 친구들의 문화 속

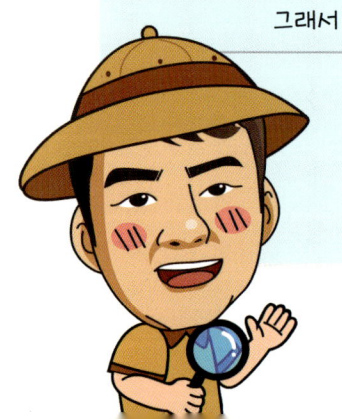

에서 올바르고 건강한 길을 찾는 '사춘기 문화 탐험대'가 되어 보아요.

현실 세계뿐만 아니라 온라인, 미디어, 메타버스 공간에서도 타인을 존중하고 에티켓을 지켜야 해요. 단체 채팅방에서, 게시판에서, SNS에 댓글을 달거나 DM을 보낼 때도 말이죠.

사춘기 탐험의 시간을 통해 서로 배려하고, 존중하고, 공감하며 온라인에서도 좋은 인간관계를 만들어 보아요. 보이지 않는 곳에서도 자신의 인격은 드러난답니다.

이 책을 통해 사춘기 문화를 탐험하며 디지털 기기를 제대로 활용하고, 다양한 매체를 이해해서 자신에게 알맞은 정보를 찾는 방법을 익히기를 바랍니다.

사춘기 탐험을 마치고 나면 앞으로 더 멋진 인생의 여정을 보낼 수 있을 거예요.

사춘기 탐험대장 이충민

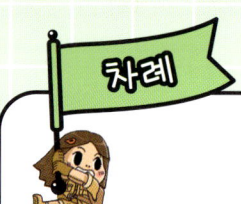

차례

프롤로그 사춘기 탐험대에게 전하는 메시지 ········ 02

1장 사춘기 탐험대 출발! ··· 06

2장 디지털 세대, 디지털 원주민 ····································· 16
- 사춘기 탐험 디지털 기기와 뇌 발달 23
- 사춘기 탐험 디지털 시대, 우리 친구들은 누구에게 성을 배울까? 25

3장 오픈채팅방에서 안전하게 친구 사귀기 ··················· 28
- 사춘기 탐험 처음 만나자마자 선물을 준다고?! 32
- 사춘기 탐험 오픈채팅방에서 만나는 낯선 사람들의 유형 35
- 사춘기 탐험 디지털 기기 안전 수칙 8가지 36

4장 몸캠피싱에 당황하지 않고 대응하는 법 ················· 38
- 사춘기 탐험 '신종 몸캠피싱' 대처법 47
- 사춘기 탐험 해킹 당한 부모의 실제 사례 49

5장 팬픽 문화와 중독 ·· 50

6장 일상으로 들어온 성범죄 ·· 60

7장 개인 방송 따라 하기! ··· 68
- 사춘기 탐험 유튜브 볼 때 가이드라인 74

| 8장 | 사이버 놀이터, 채팅앱에서 만난 사람들 | 78 |

| 9장 | 유행어보다 언어의 품격 높이기! | 88 |

| 10장 | 메타버스에 따라온 성폭력 | 96 |

| 11장 | SNS에서 만난 사람을 실제로 볼 때 | 104 |

사춘기 탐험　실제 세상 vs 디지털 세상 친구를 만들 때!　111
사춘기 탐험　온라인에서 친구를 사귈 때 주의할 점　112

| 12장 | 몰래 촬영한 사진을 공유한다면?! | 114 |

사춘기 탐험　몰래 카메라가 아니라 불법 촬영　120

| 13장 | 아동·청소년의 성 보호에 관한 법 | 122 |

사춘기 탐험　아동·청소년 성착취물 처벌 관련 규정　129

| 14장 | 빠져나오기 어려운 그루밍 성범죄 | 130 |

사춘기 탐험　그루밍 성범죄 정의와 6단계　140

| 15장 | 단체 채팅방에서 정정당당한 행동 | 144 |

사춘기 탐험　단체 채팅방에서 지켜야 할 신념!　151
사춘기 탐험　온라인 따돌림, 사이버 불링의 이해와 대처 방법　153

에필로그　사춘기 탐험을 마치며…　·········　155

1장 사춘기 탐험대 출발!

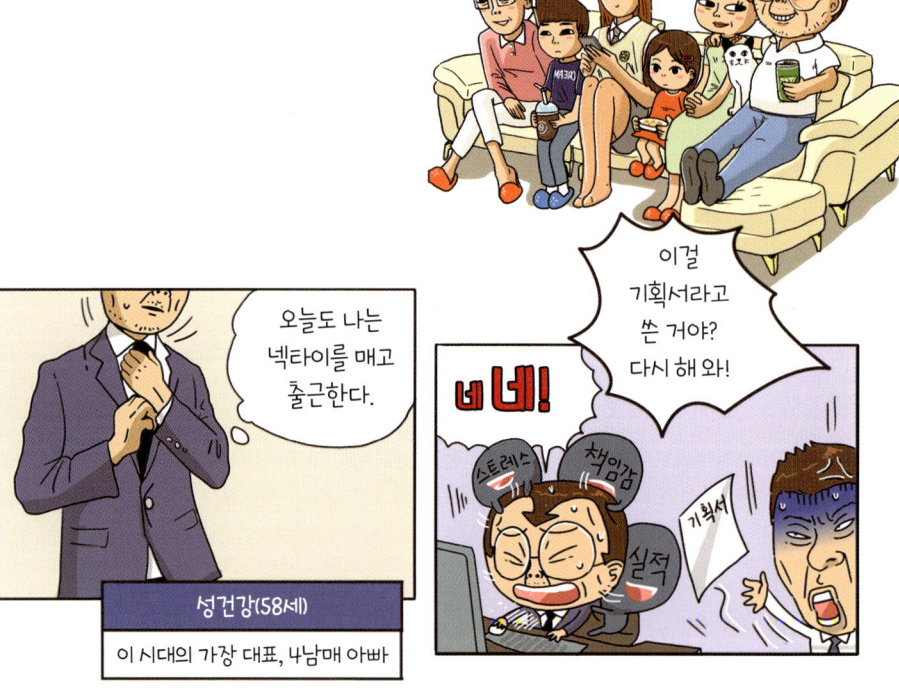

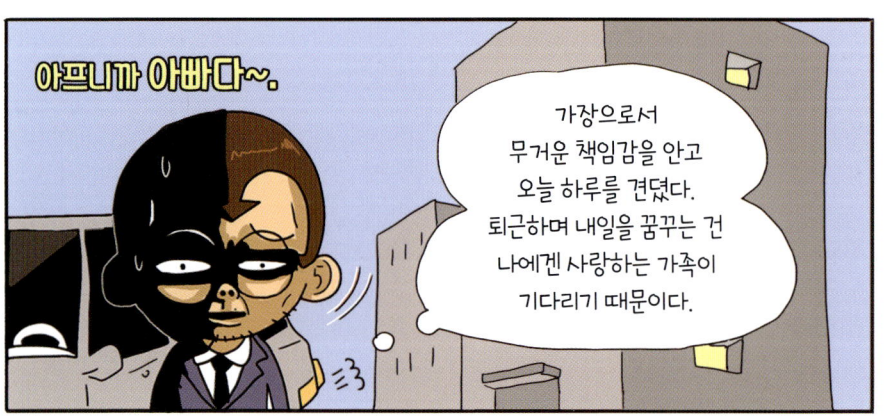

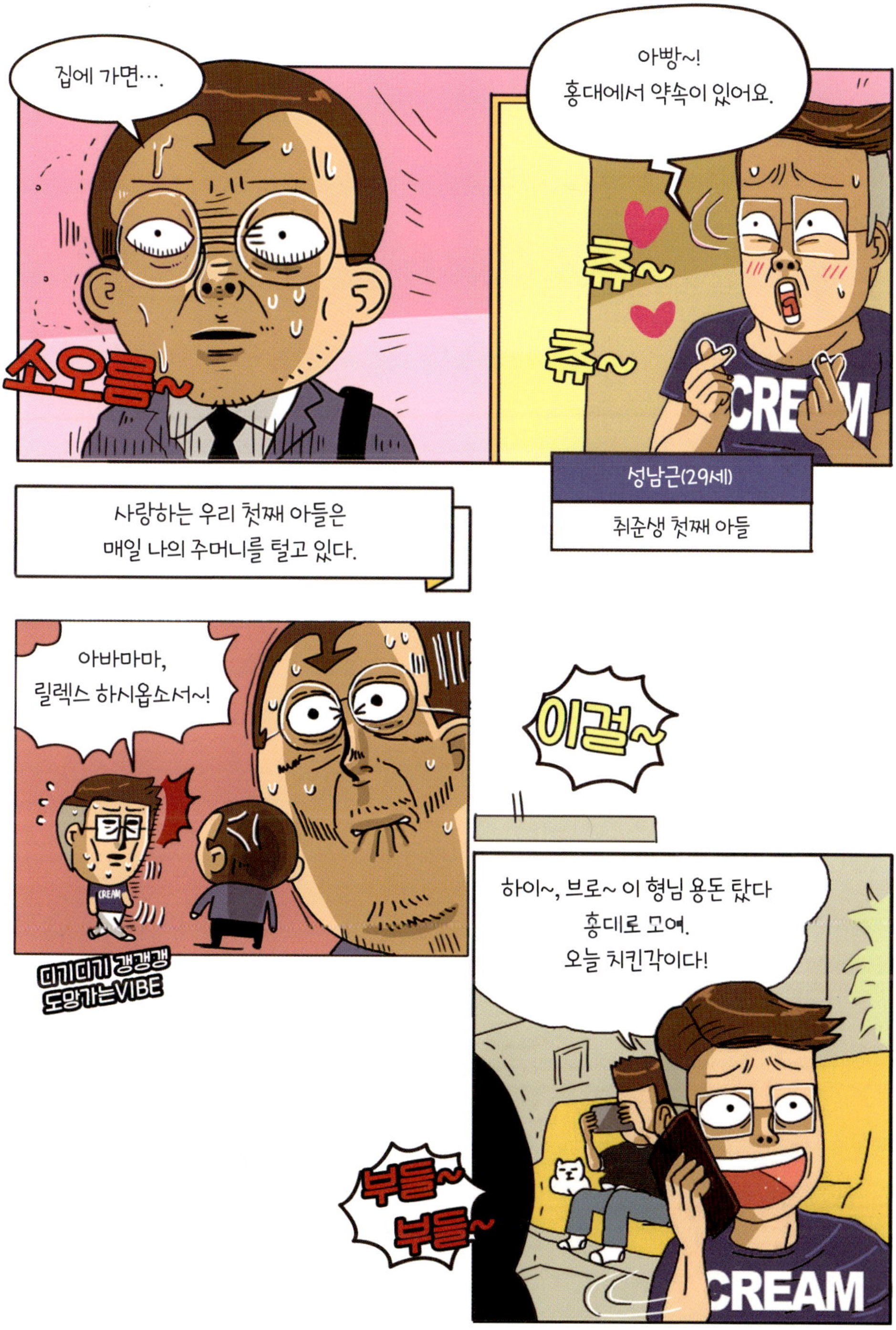

집에 가면….

아빠~! 홍대에서 약속이 있어요.

쏘오름~

츄~ 츄~

성남근(29세)
취준생 첫째 아들

사랑하는 우리 첫째 아들은 매일 나의 주머니를 털고 있다.

아바마마, 릴렉스 하시옵소서~!

따기따기 갱갱갱 도망가는 VIBE

이걸~

하이~, 브로~ 이 형님 용돈 탔다 홍대로 모여. 오늘 치킨각이다!

부들~ 부들~

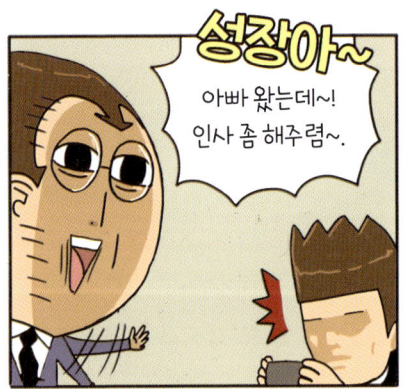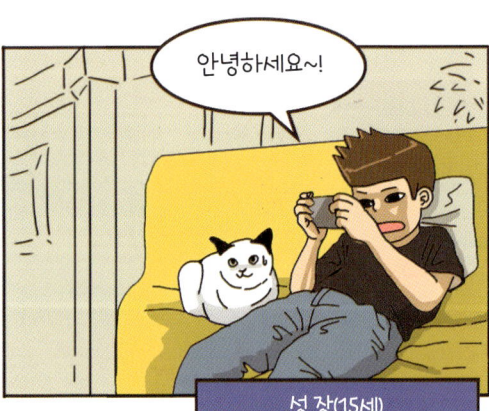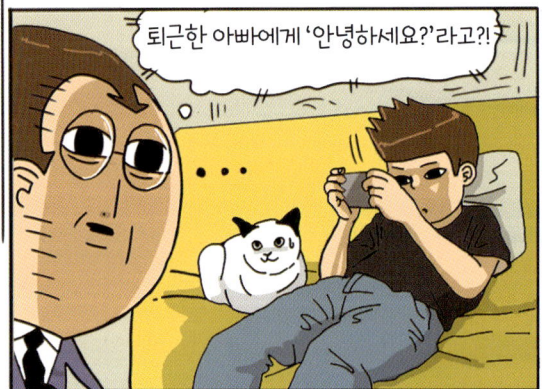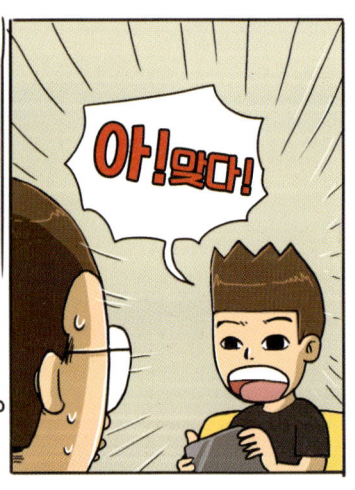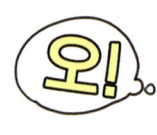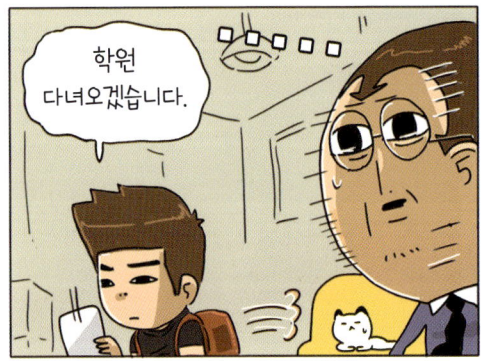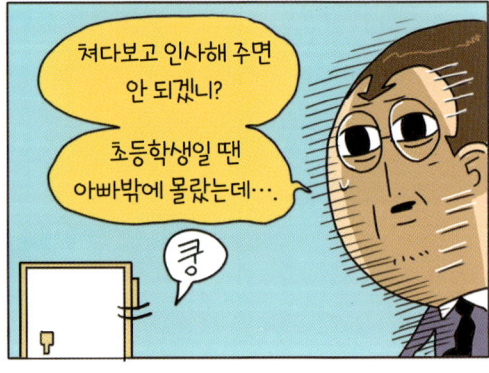

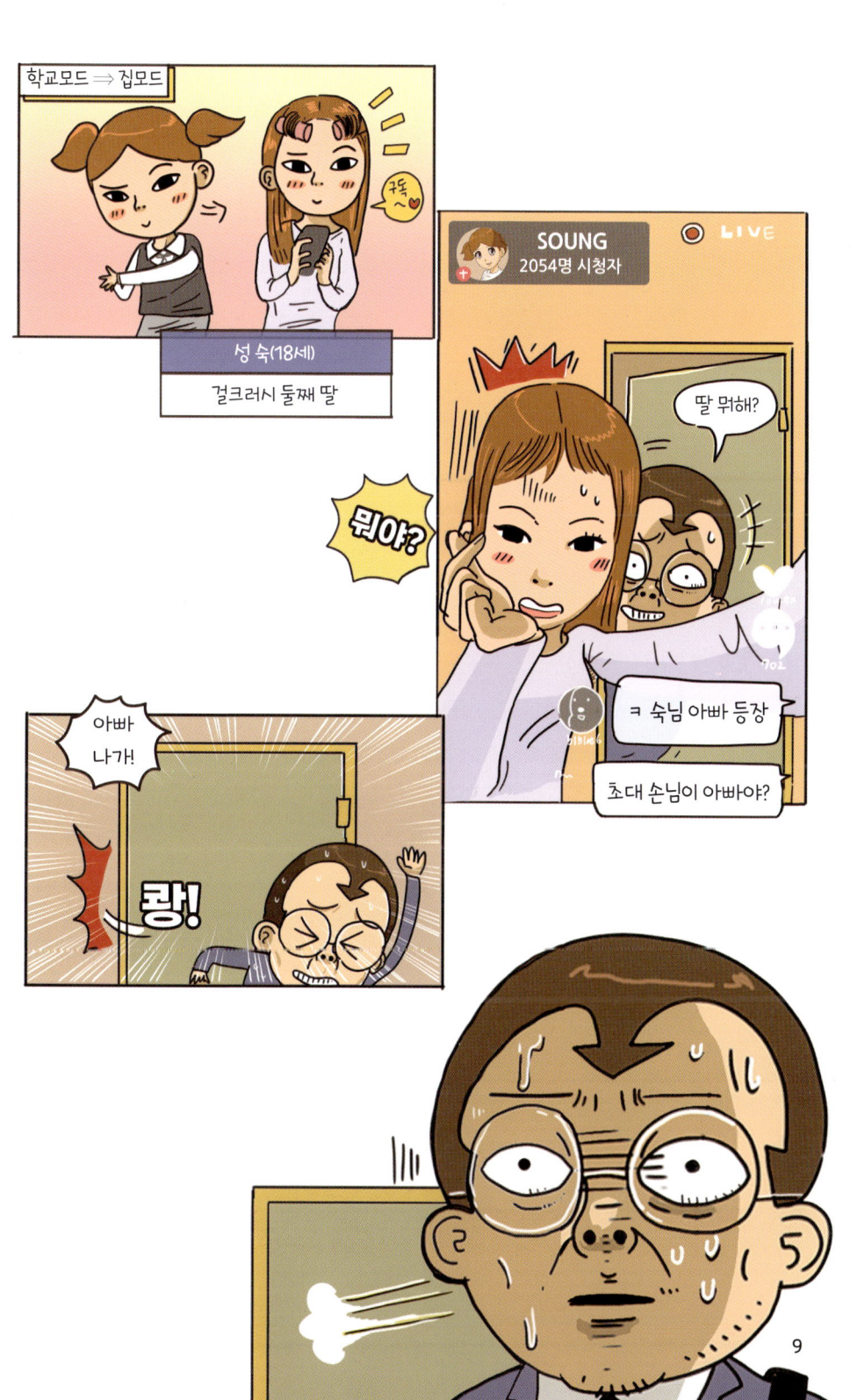

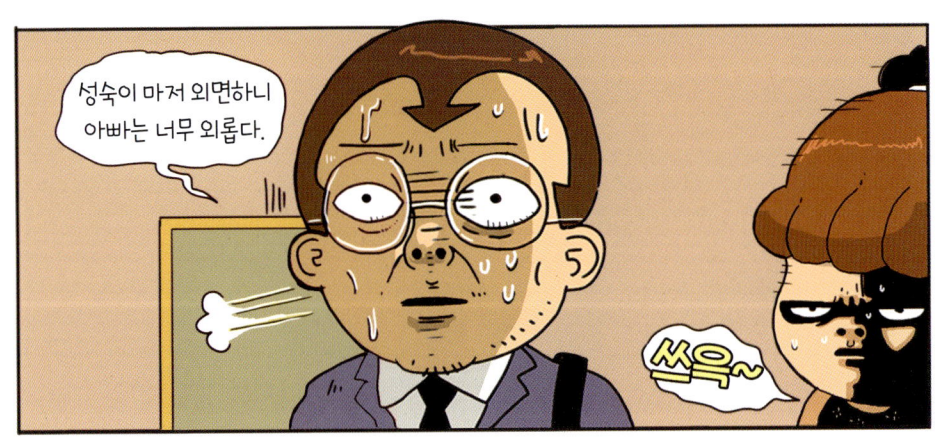

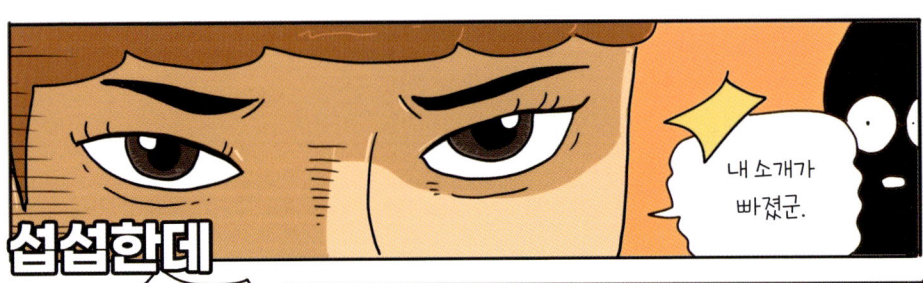

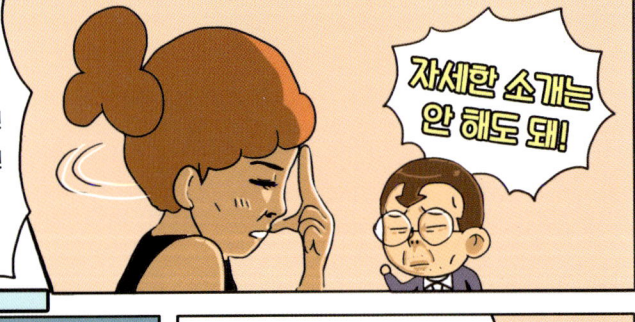

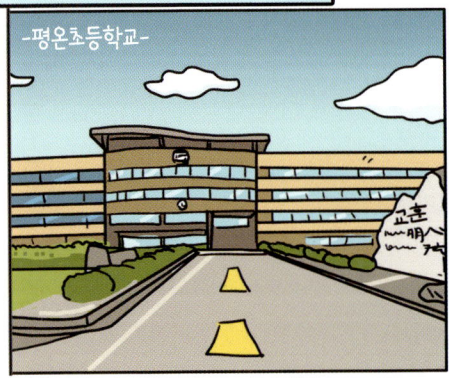

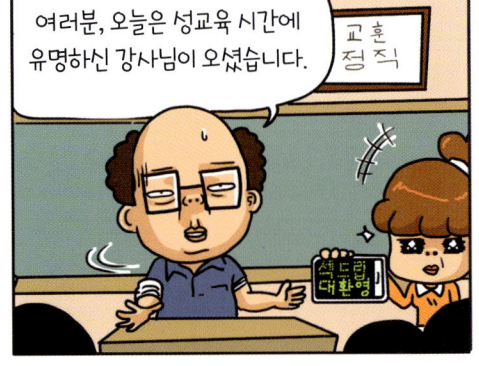

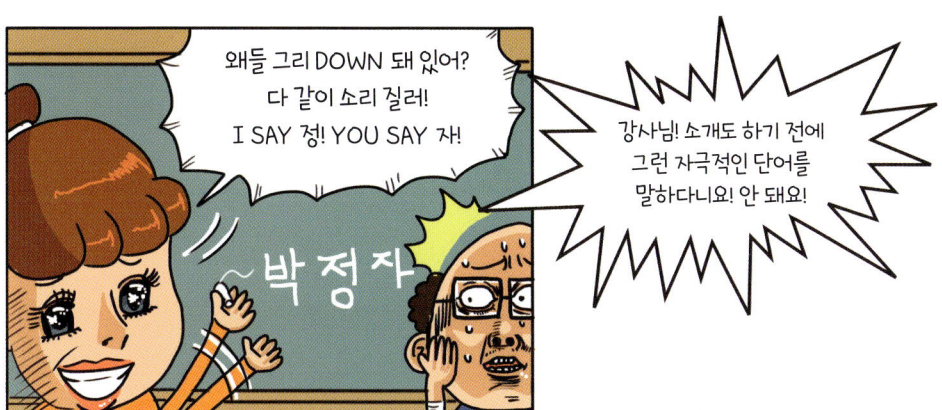
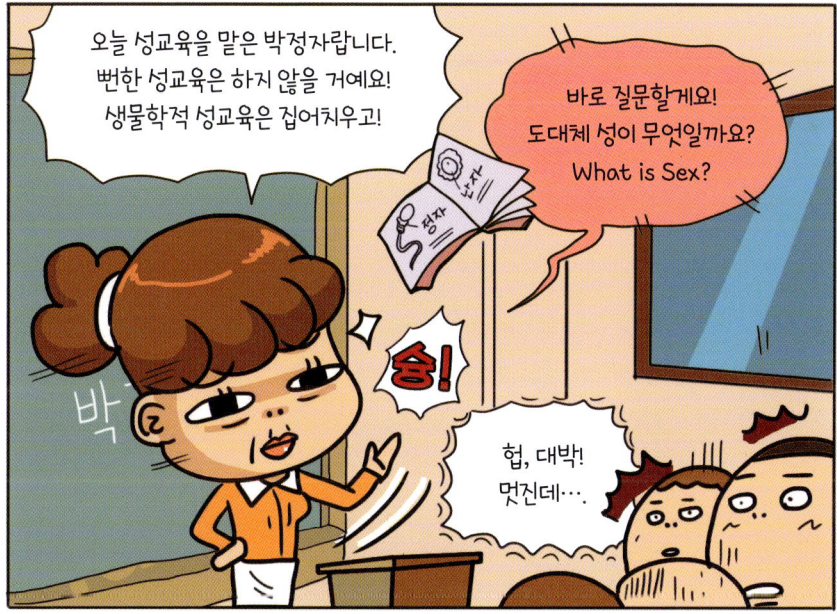
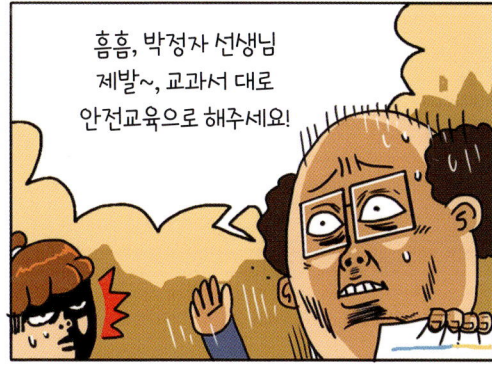
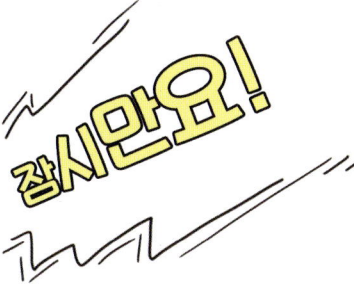

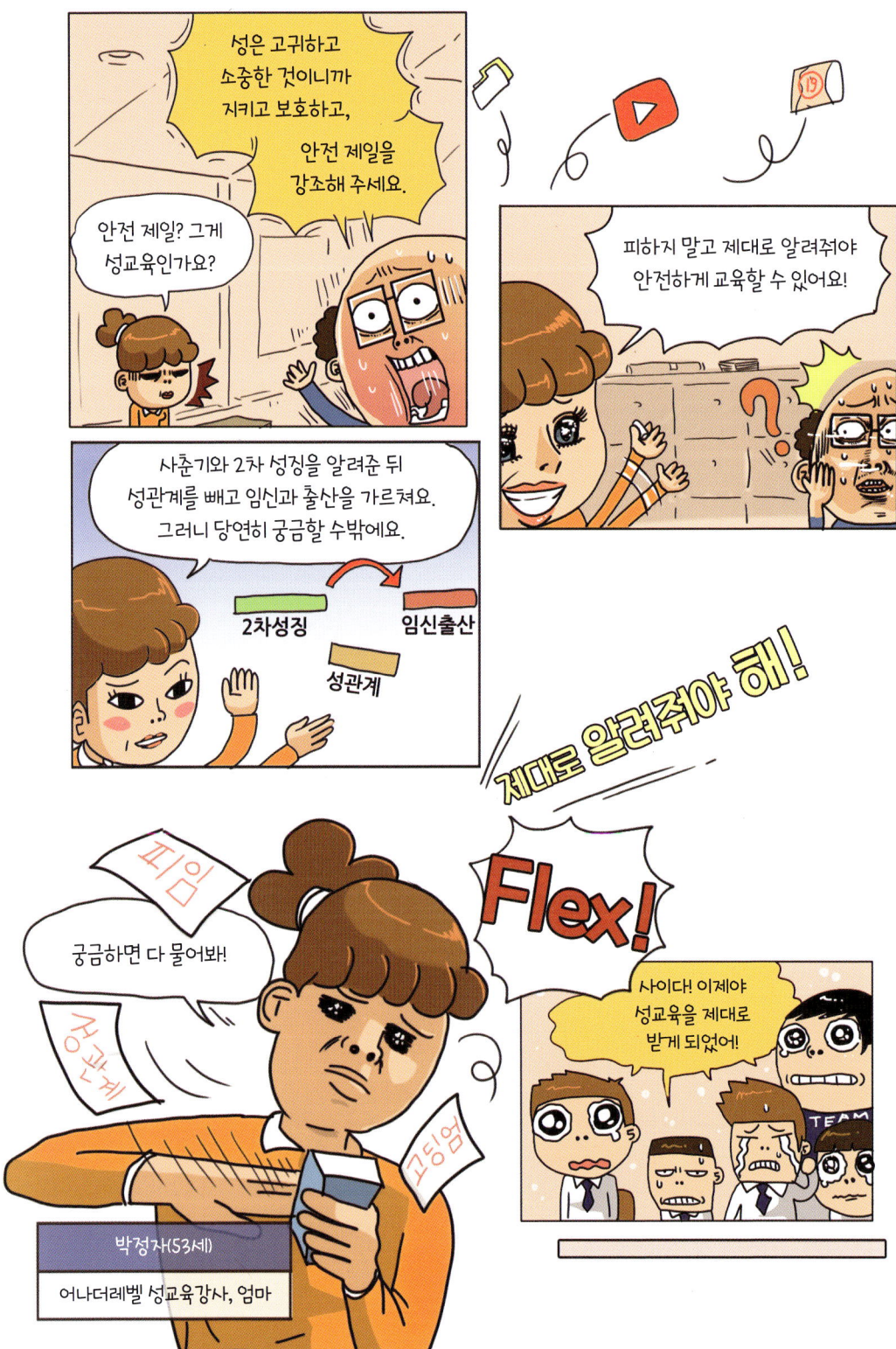

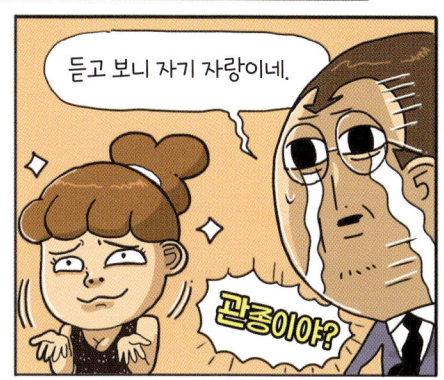
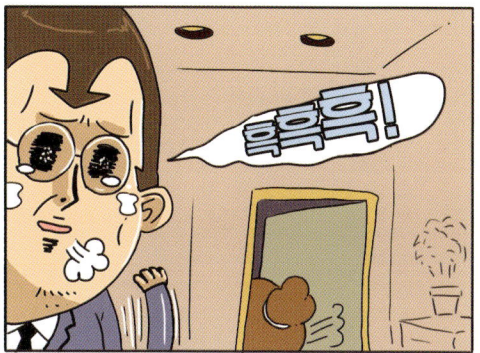
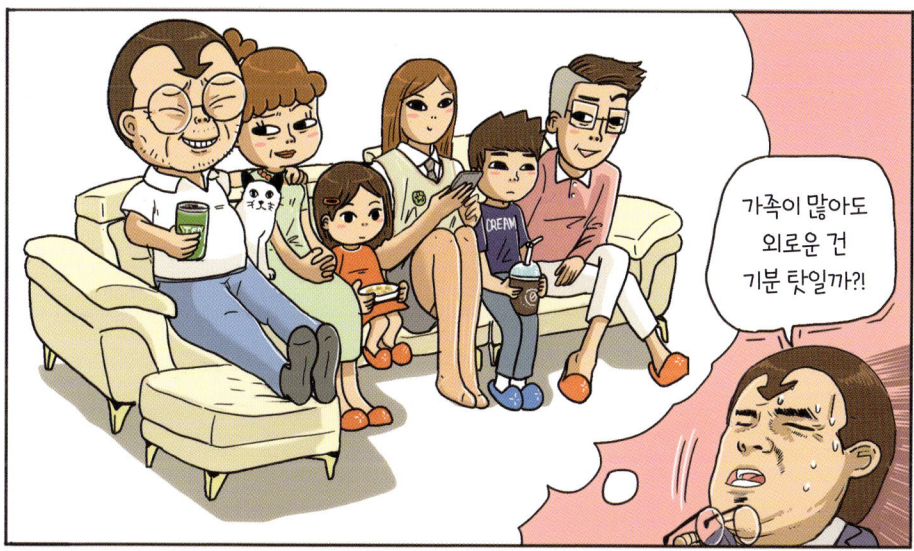
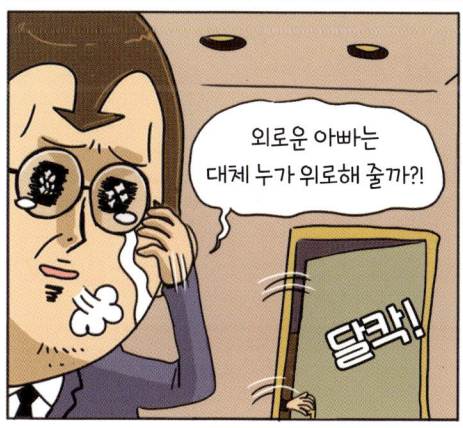
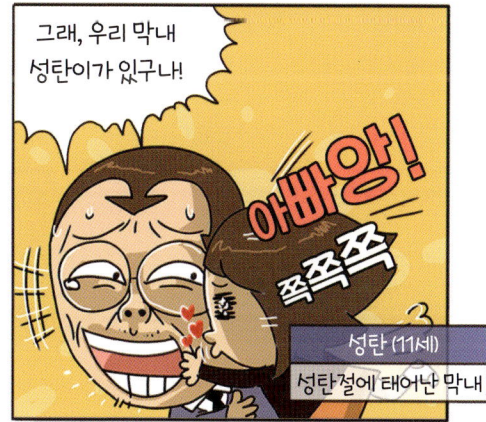

성건강 가족의 비밀 이야기가 시작되었고,
성탄절에 태어난 막내 성탄이가 11살이 되었습니다.

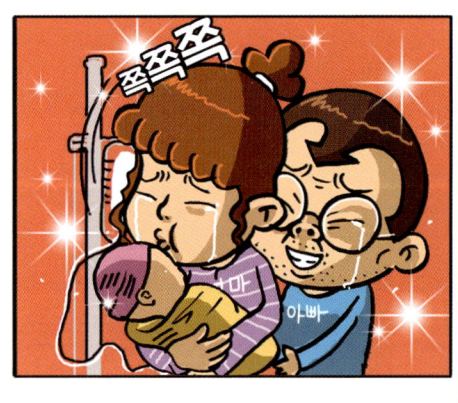
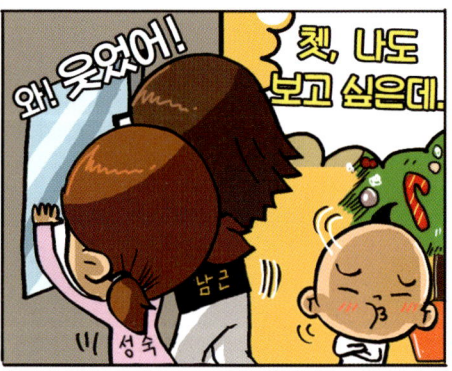

온 가족이 사용하는 스마트폰, 디지털 세상에서
우당탕탕! 못 말리는 시크릿 가족의 좌충우돌 이야기가 시작됩니다.

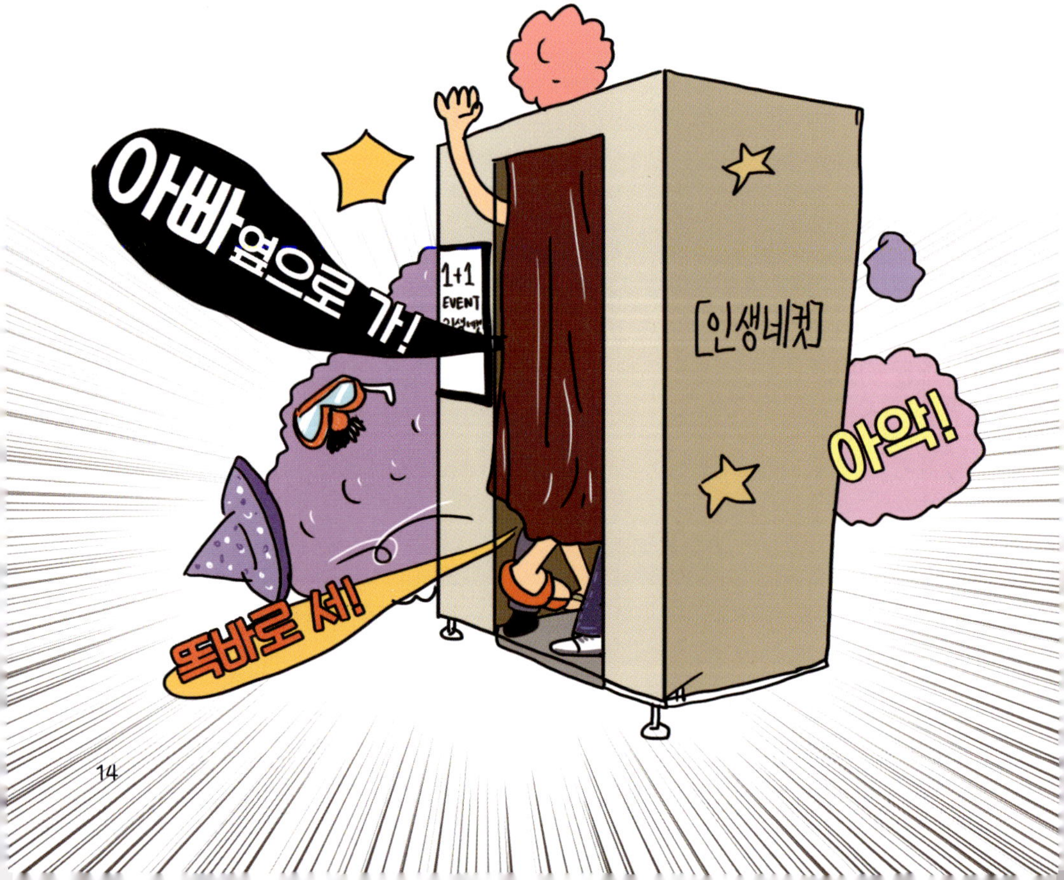

🔍 시크릿 가족 등장인물 소개

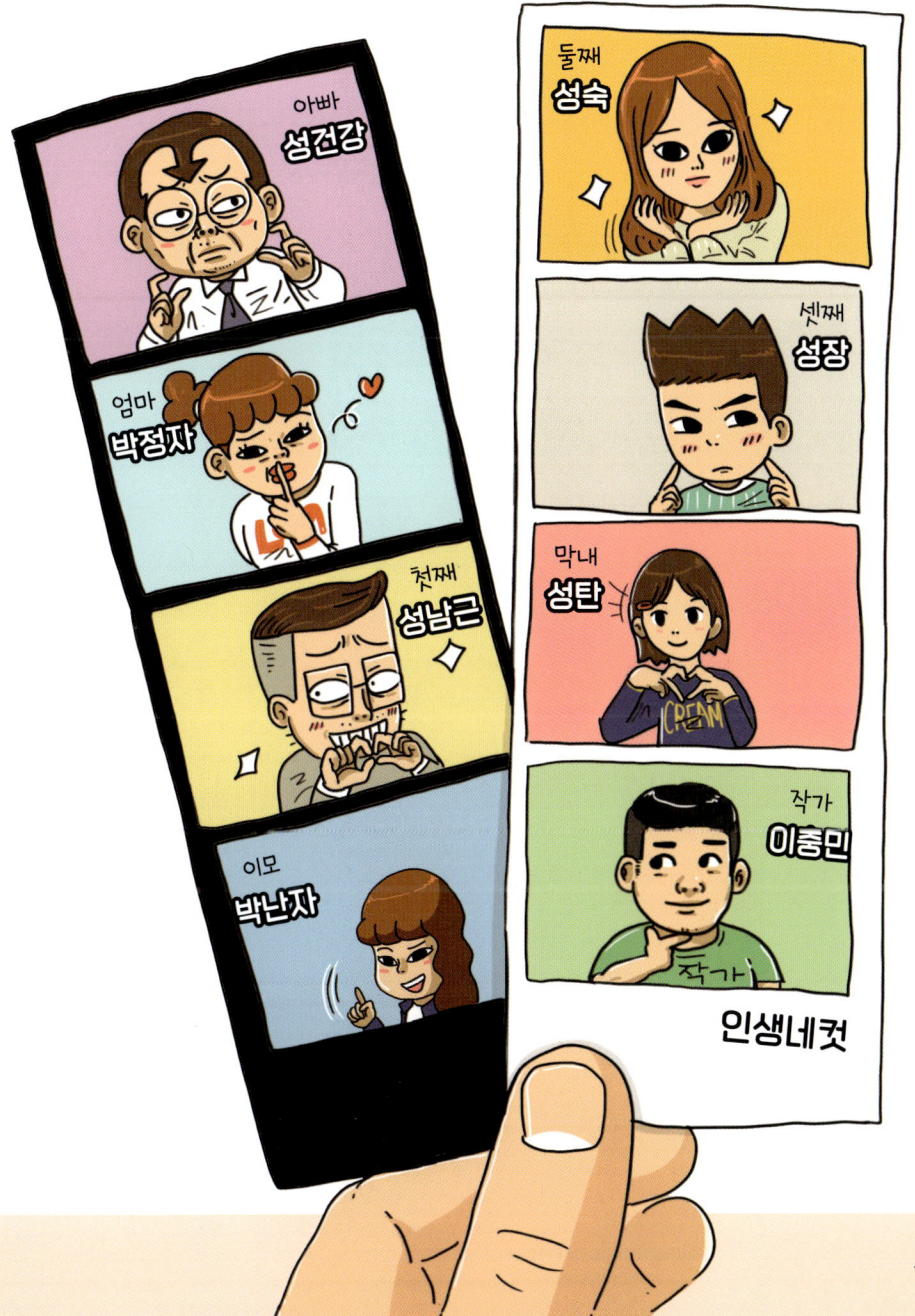

2장 디지털 세대, 디지털 원주민

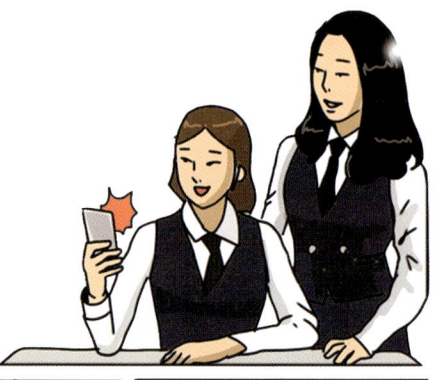
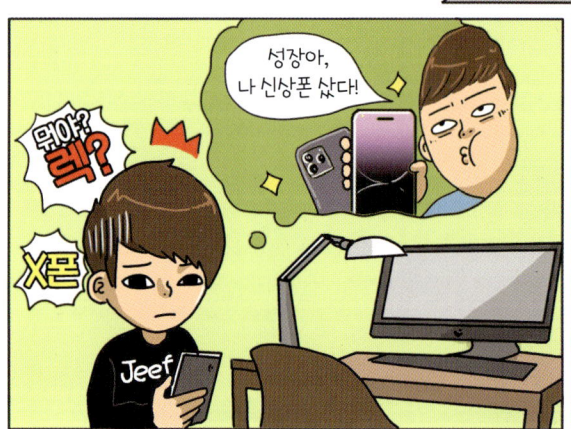
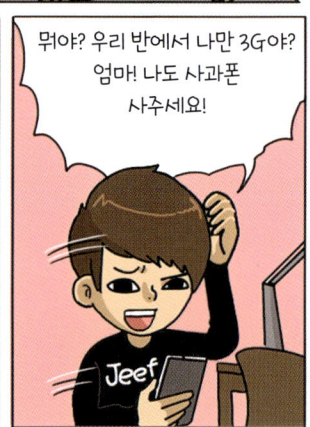
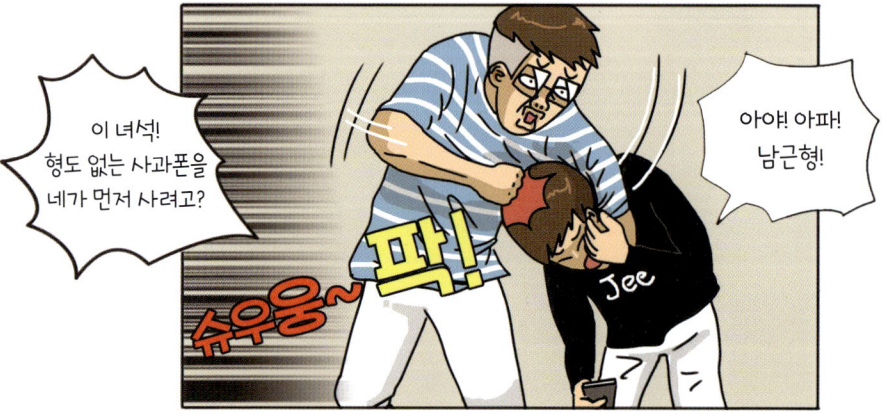

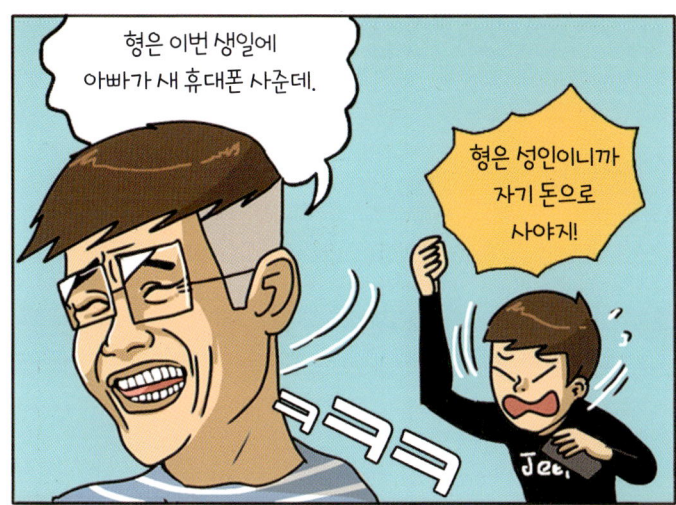
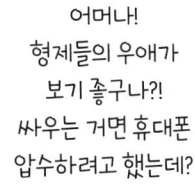
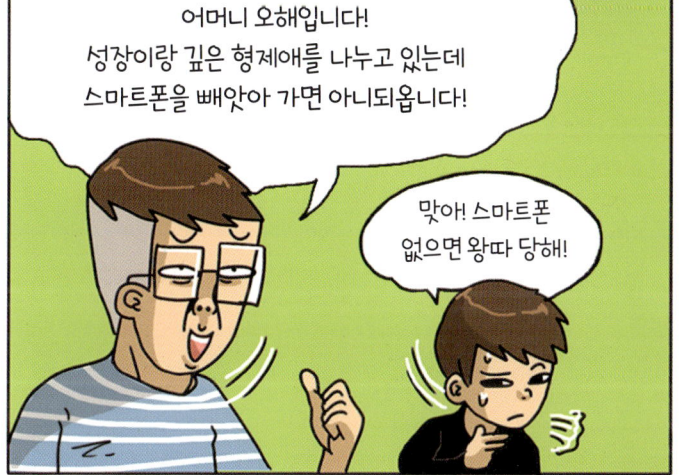
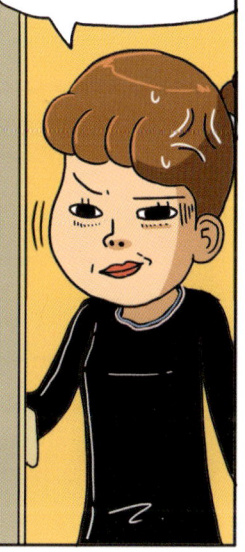
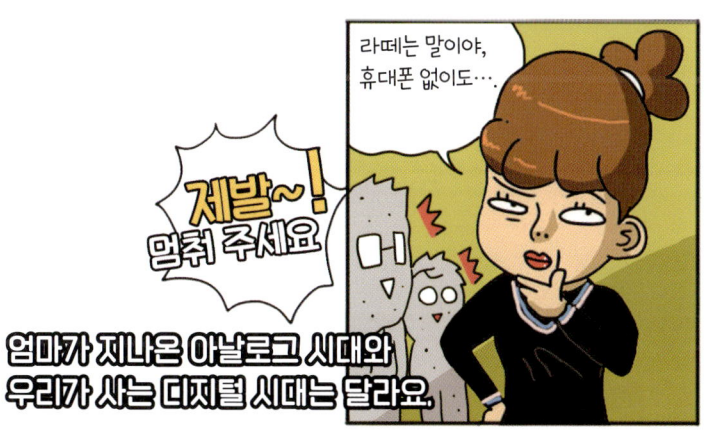

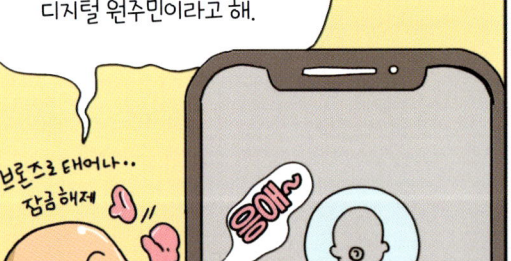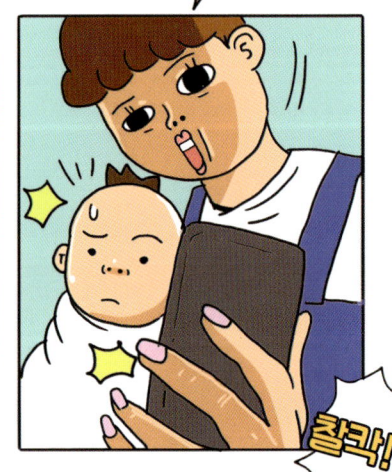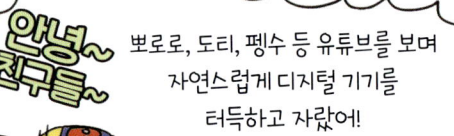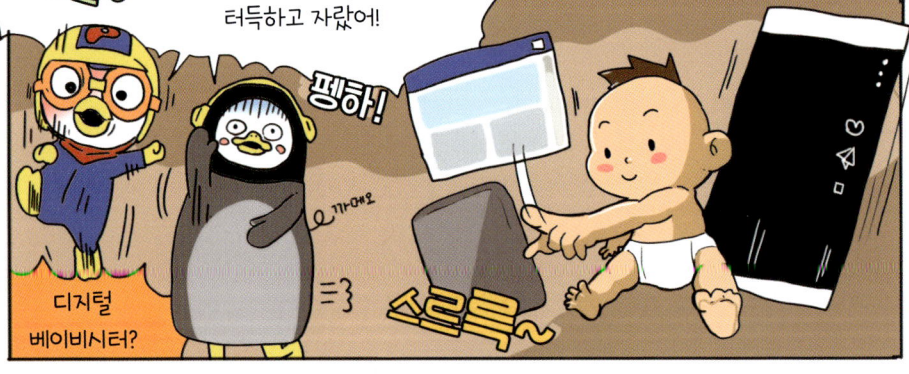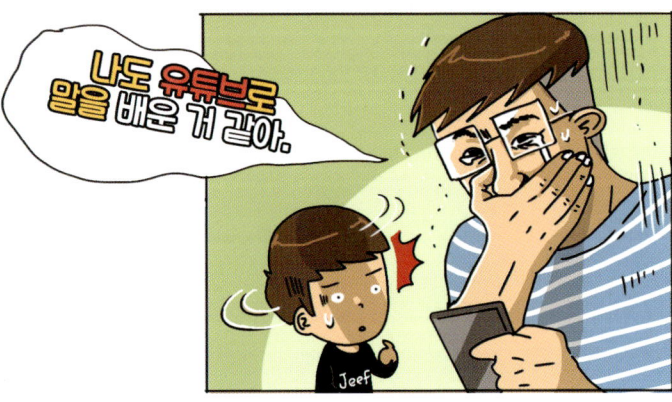

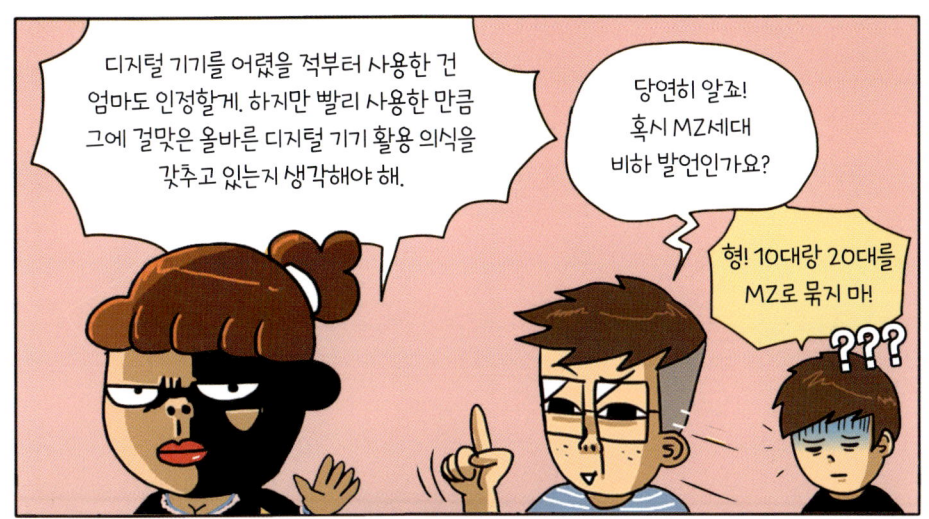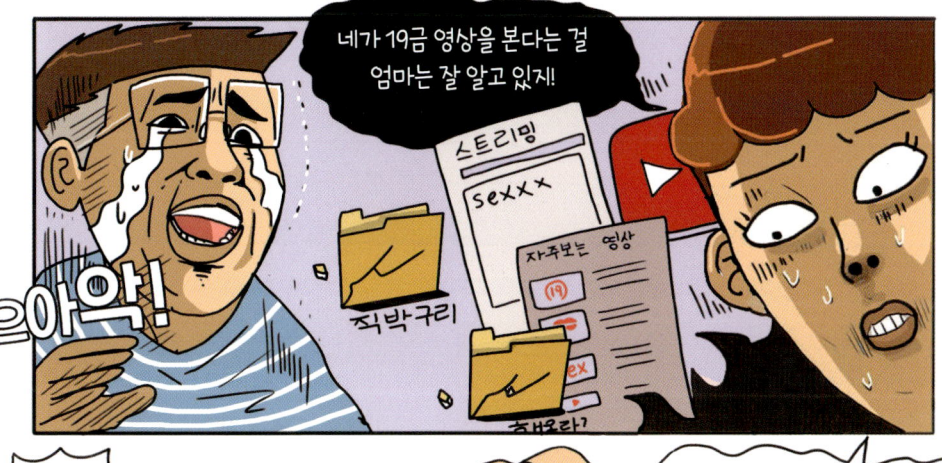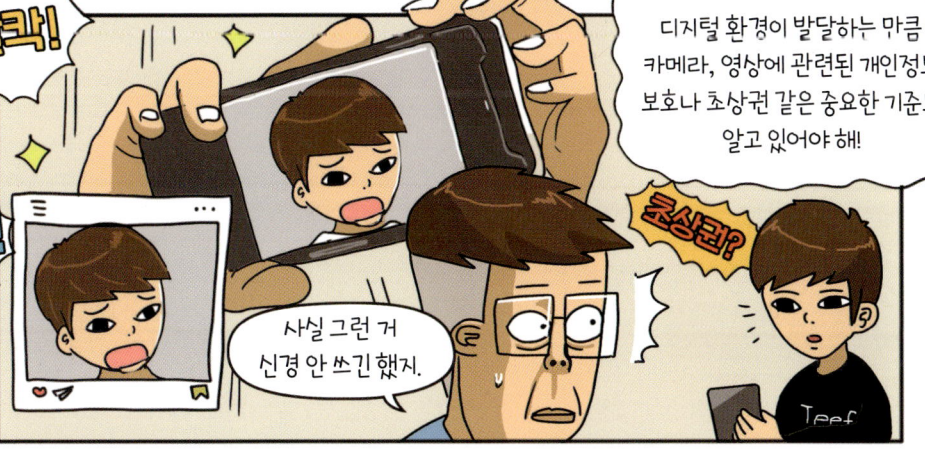

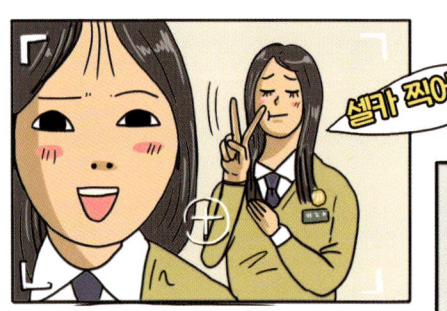
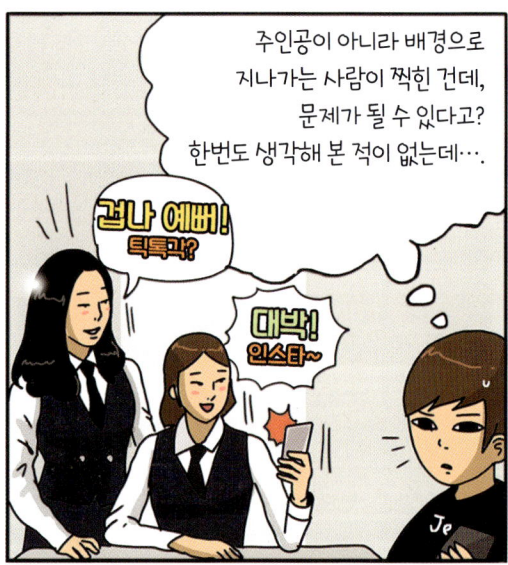
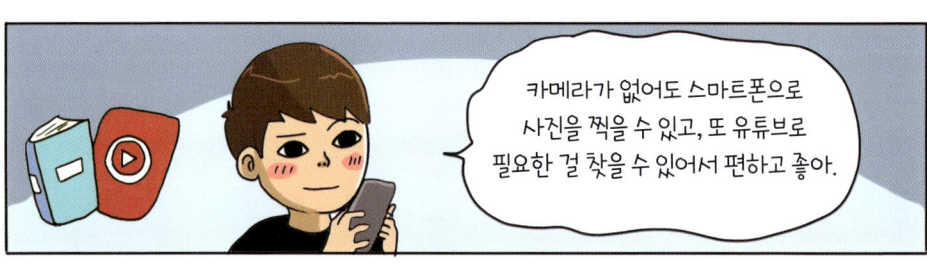
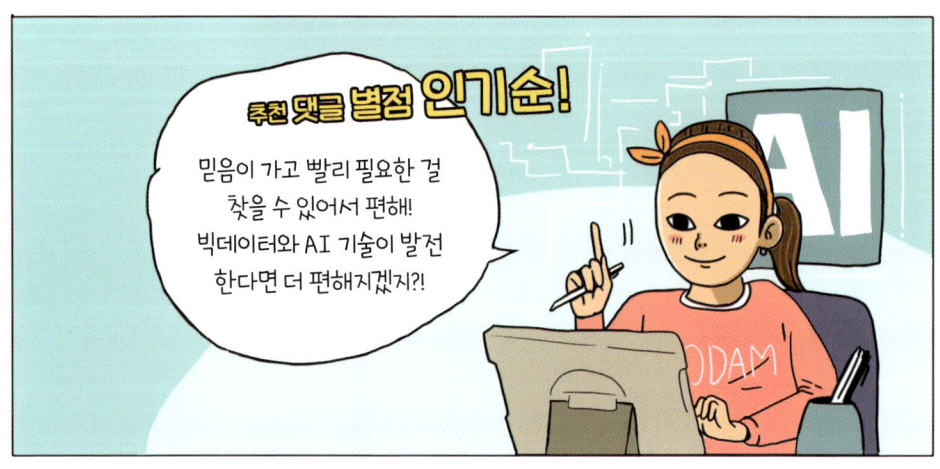

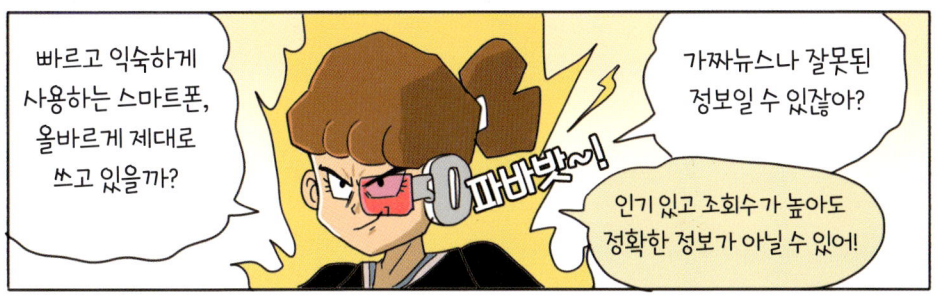
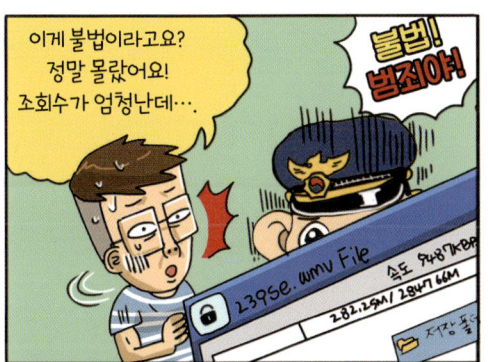
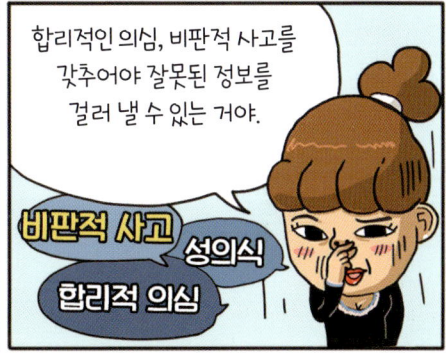
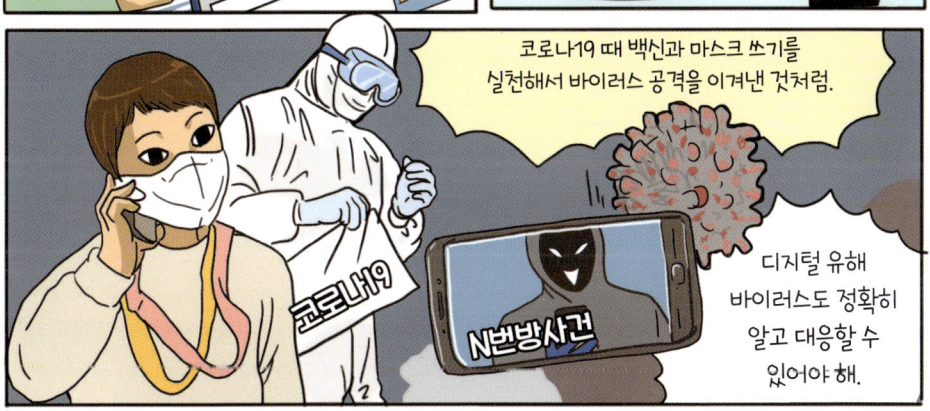
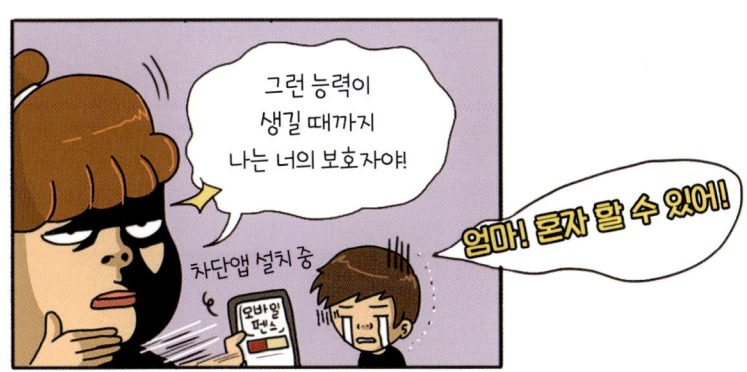

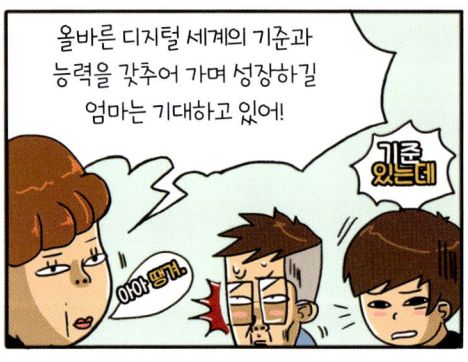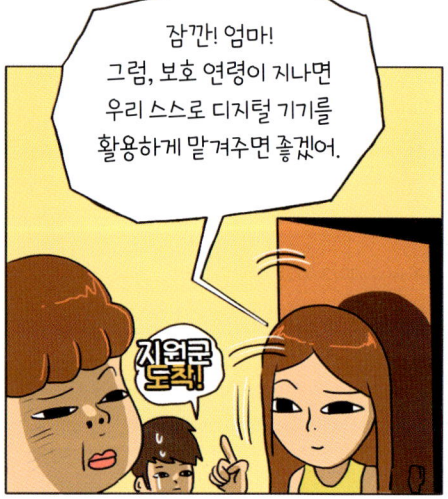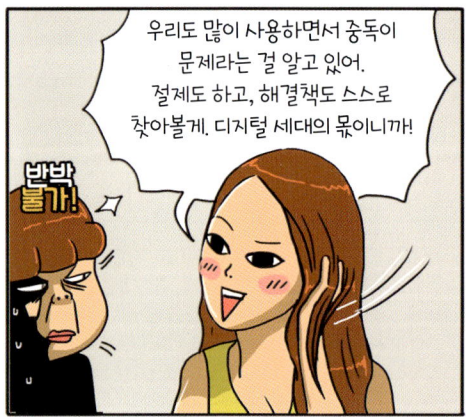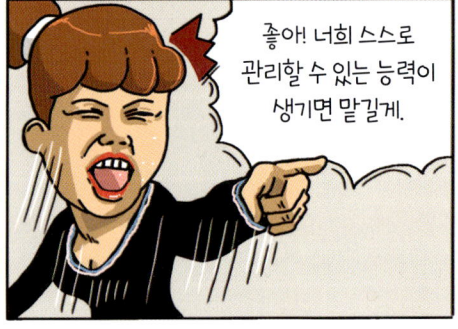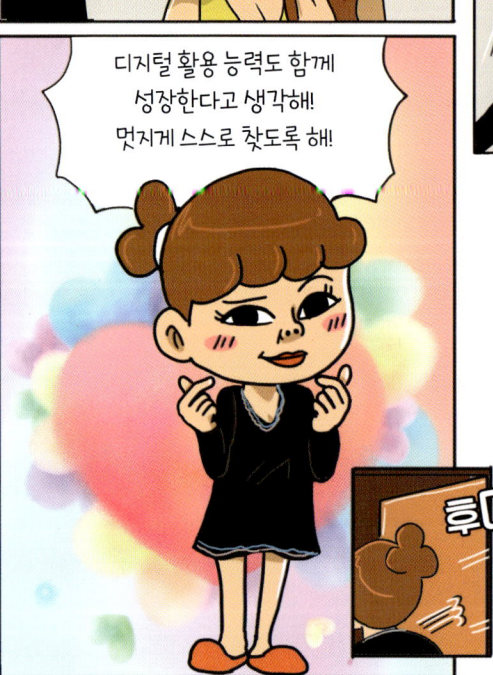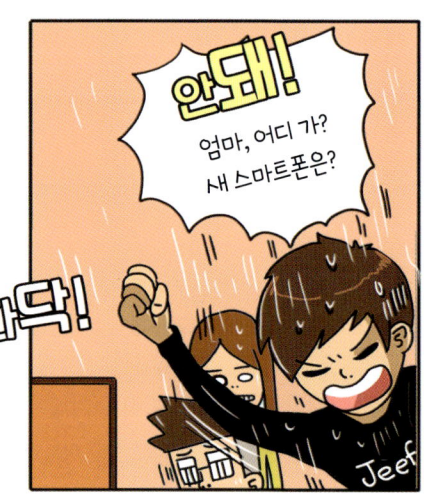

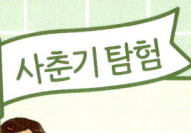

사춘기 탐험

디지털 기기와 뇌 발달

디지털 세대는 엉금엉금 기어다닐 때부터 와이파이가 있었고, 태어났을 때부터 스마트폰이 존재했어요. 지금 여러분의 생활에서 많은 부분을 스마트폰이 차지하고 있지 않나요? 스마트폰 사용 시간 때문에 부모님과 갈등하고 있지 않나요? 너무 이른 나이에 스마트폰을 많이

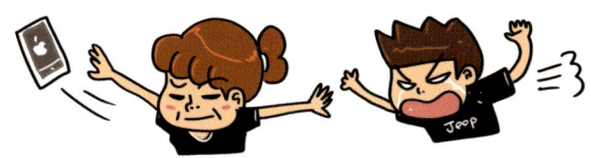

사용하면 특정 자극에만 반응하는 뇌 발달과 조절 능력이 발달되지 못할까 봐 부모님께서 염려하는 거예요.

최근 어린 시기에 하루 7시간 이상 스마트폰에 노출될 경우, 대뇌피질 두께가 정상보다 얇아진다는 것을 발견했어요. 이것은 뇌 발달의 지연을 의미하지요.

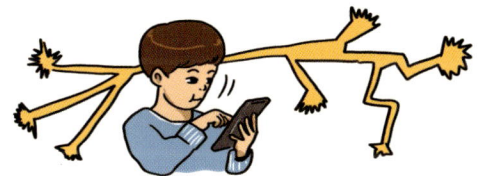

인간의 대뇌 발달은 신경회로 연결에서 시작돼요. 신경회로인 스냅스끼리 연결될 때 정보를 해석하는 길이 발달해요. 그런데 대뇌로 들어가는 경로가 적어지면 이러한 발달 속도가 느려져요. 스마트폰을 많이 사용하면 전체적인 사고 능력과 뇌 발달이 느려지지요. 눈으로 동영상을 따라가며 보는 것은 시각만 작동되는 뇌의 뒤 후두엽만 발달하게 돼요. 그러다 보면 창의력과 생각을 주관하는 전두엽 발달이 미성숙하게 되는 것이죠.

전두엽의 발달이 제대로 성숙하지 못하면 감정 조절에도 영향을 주게 돼요. 그래서 부모님이 스마트폰을 뺏거나 감추면 갑자기 화가 나서 공격적으로 반응하거나 감정적으로 대응할 수 있어요.

올바르게 스마트폰을 사용한다는 것은 정확한 정보를 구분할 수 있다는 것과, 스스로 스마트폰 사용 시간을 조절할 수 있다는 것을 의미해요.

스마트폰에 중독되지 않게 사용 시간을 조절해 보세요. 미성년인 아이들이 보기에 적합하지 않은 정보는 부모님 혹은 선생님의 보호와 대처를 받도록 해요.

내가 얻은 정보는 믿을 수 있다는 생각은 안 돼요! 부모님과 선생님 등 어른들과의 대화를 통해 객관적으로 정보를 분별하는 힘을 길러야 해요. 디지털 기기에 의존하기보다 제대로 활용하는 방법을 터득하려고 할 때 뇌 발달이 전체적으로 이루어진답니다.

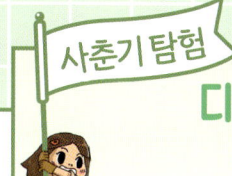

사춘기 탐험
디지털 시대, 우리 친구들은 누구에게 성을 배울까?

디지털 환경은 편리함을 주지만 동시에 위험성을 갖고 있어요. 우리 친구들은 성을 어떻게 배우고 있는지, 성 정보는 어디서, 누구에게 얻고 있는지 조사해 보았어요.

우리 친구들은 성을 어떻게 배울까요?

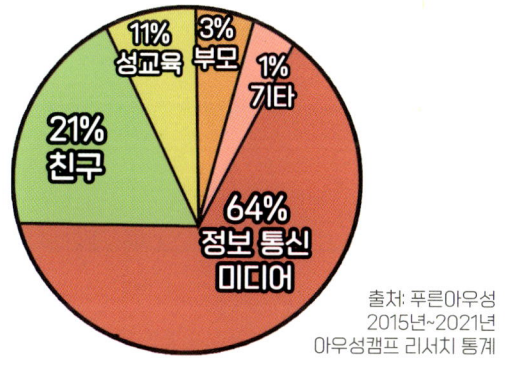

출처: 푸른아우성
2015년~2021년
아우성캠프 리서치 통계

우리들이 성을 배우고 알게 되는 곳은 어디일까요? 성교육 기관 푸른아우성에서 이와 관련하여 지난 5년간 매달 설문 조사를 했습니다. 1위는 정보 통신 미디어가 64%였습니다. 10명 가운데 6명이 인터넷에서 검색을 하거나, 서로의 정보를 검색할 수 있는 소셜 미디어를 통해 성을 찾고 배우고 있어요. 그다음으로 21%의 응답자가 친구를 통해 성을 알게 된다고 합니다.

검색을 통해 찾아낸 정보는 정확할까요?

한 연구원에서 청소년이 생각하는 성 지식 수준을 평가한 자료를 보면 여러 미디어를 통해 알게 된 정보를 사실인 것처럼 믿고 있는 친구들이 많아요. 아래의 도표를 보면 스스로 평가한 점수와 우리 친구들이 실제로 알고 있는 지식의 점수 차이가 크다는 것을 볼 수 있지요. 그 차이 만큼 현재 우리가 성에 관해 잘못 알고 있는 게 많다는 거예요.

	남학생	여학생
스스로 평가 점수	73점	62점
실제 지식 평가 점수	31.6점	42.9점

출처: 한국여성정책연구원

스마트 기기를 잘 활용한다는 것은 균형 있게 객관적으로 자신만의 관점을 만들어 간다는 뜻이에요. 성에 관련된 지식과 정보를 찾을 때 잘 찾는 방법인 '검색'보다 올바른 정보를 알아보는 성숙한 관점이 더 중요하답니다!

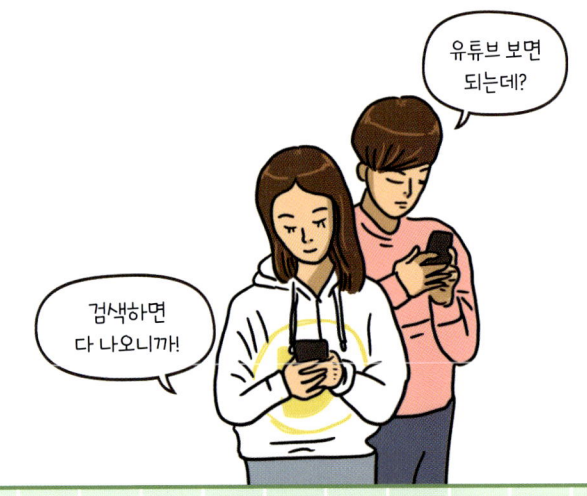

세 가지 질문에 스스로 답해 보아요
(적지 않고 마음 속으로 답해도 괜찮아요.)

- 나는 성을 어떻게 생각하나요?

_____
_____
_____

- 성을 배우고 알게 된 곳은 어디일까요?

_____
_____
_____

- 내가 생각하는 나의 성 지식 점수는 몇 점인가요?

_____
_____
_____

3장
오픈채팅방에서 안전하게 친구 사귀기

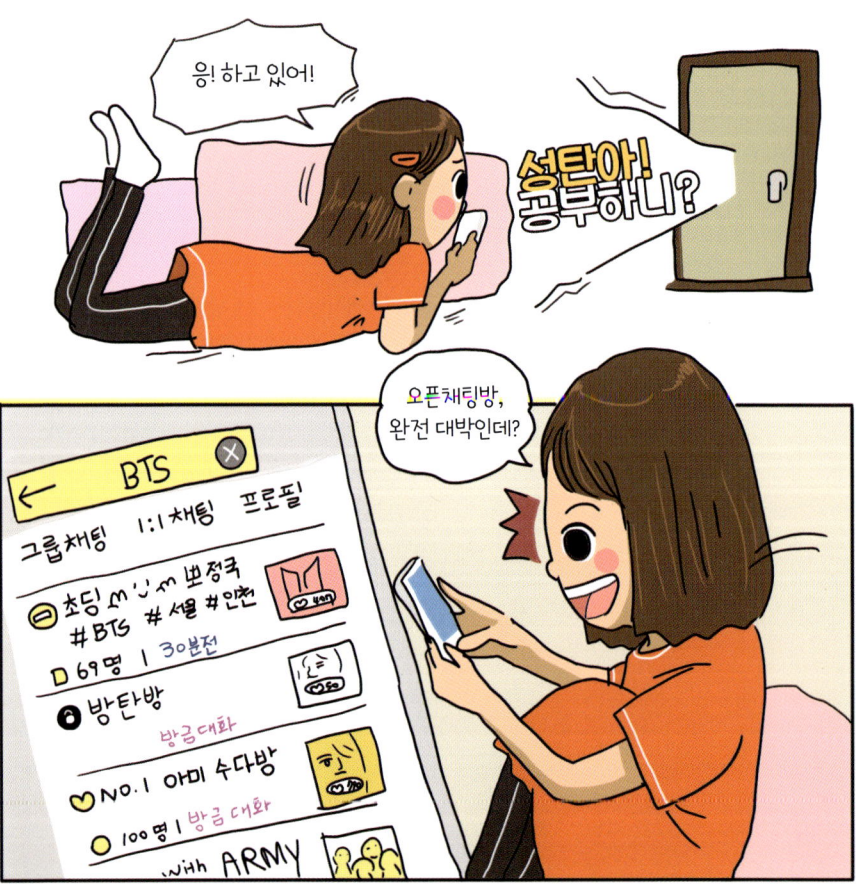

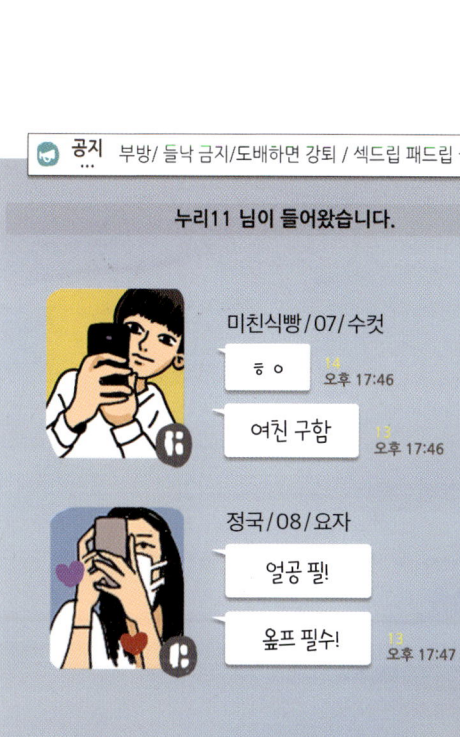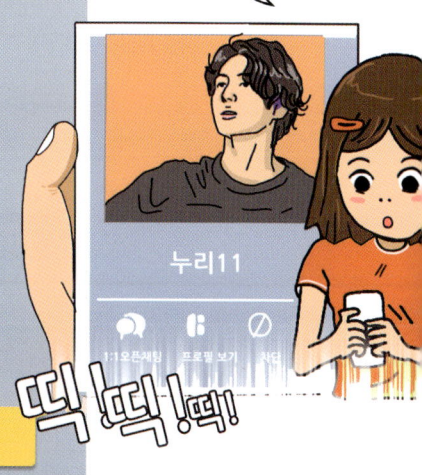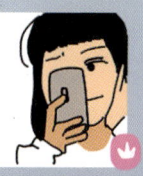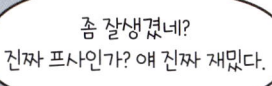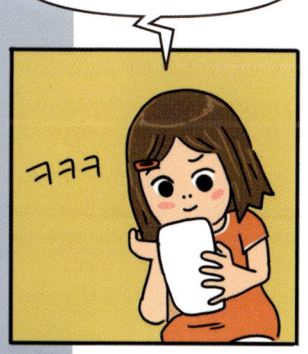

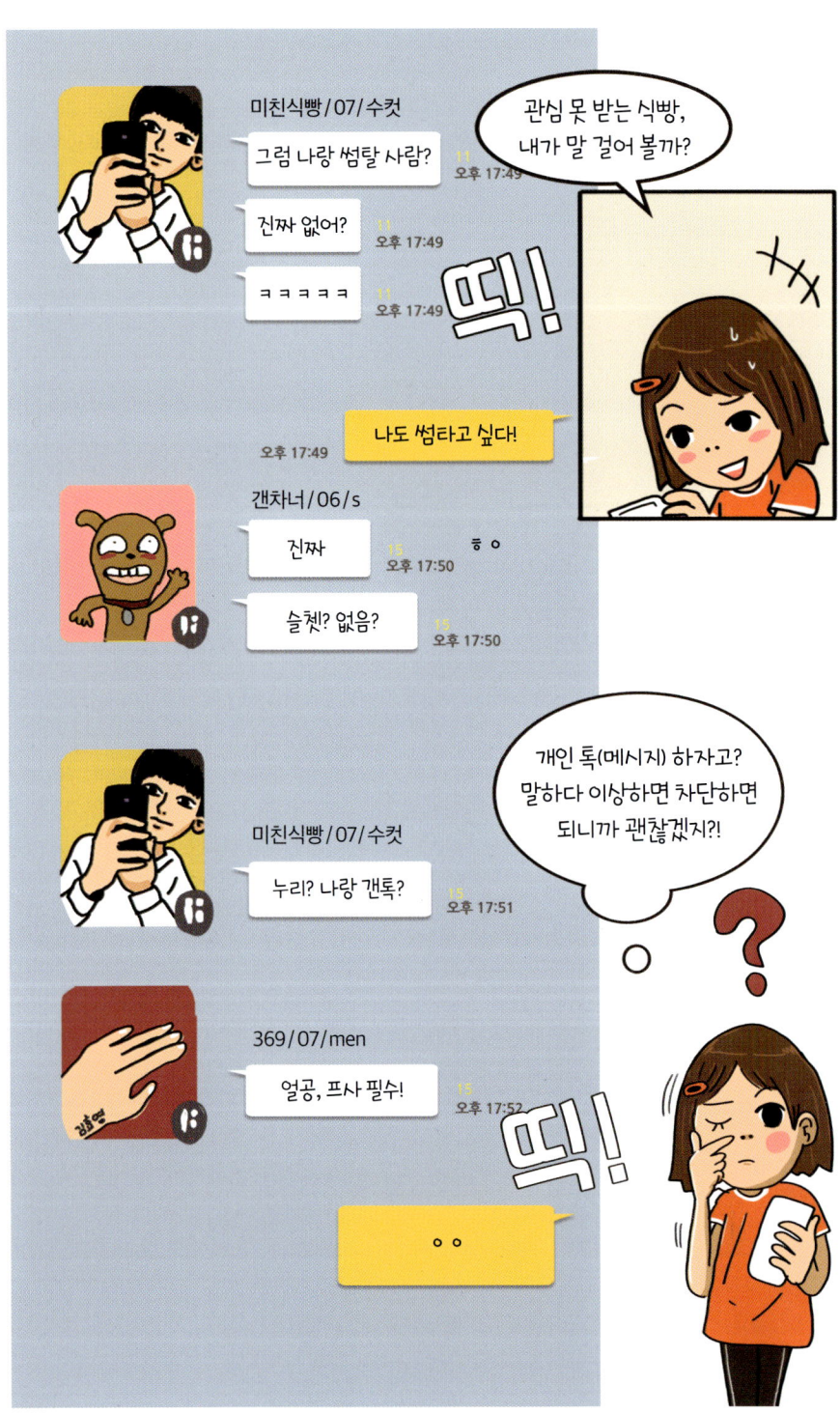

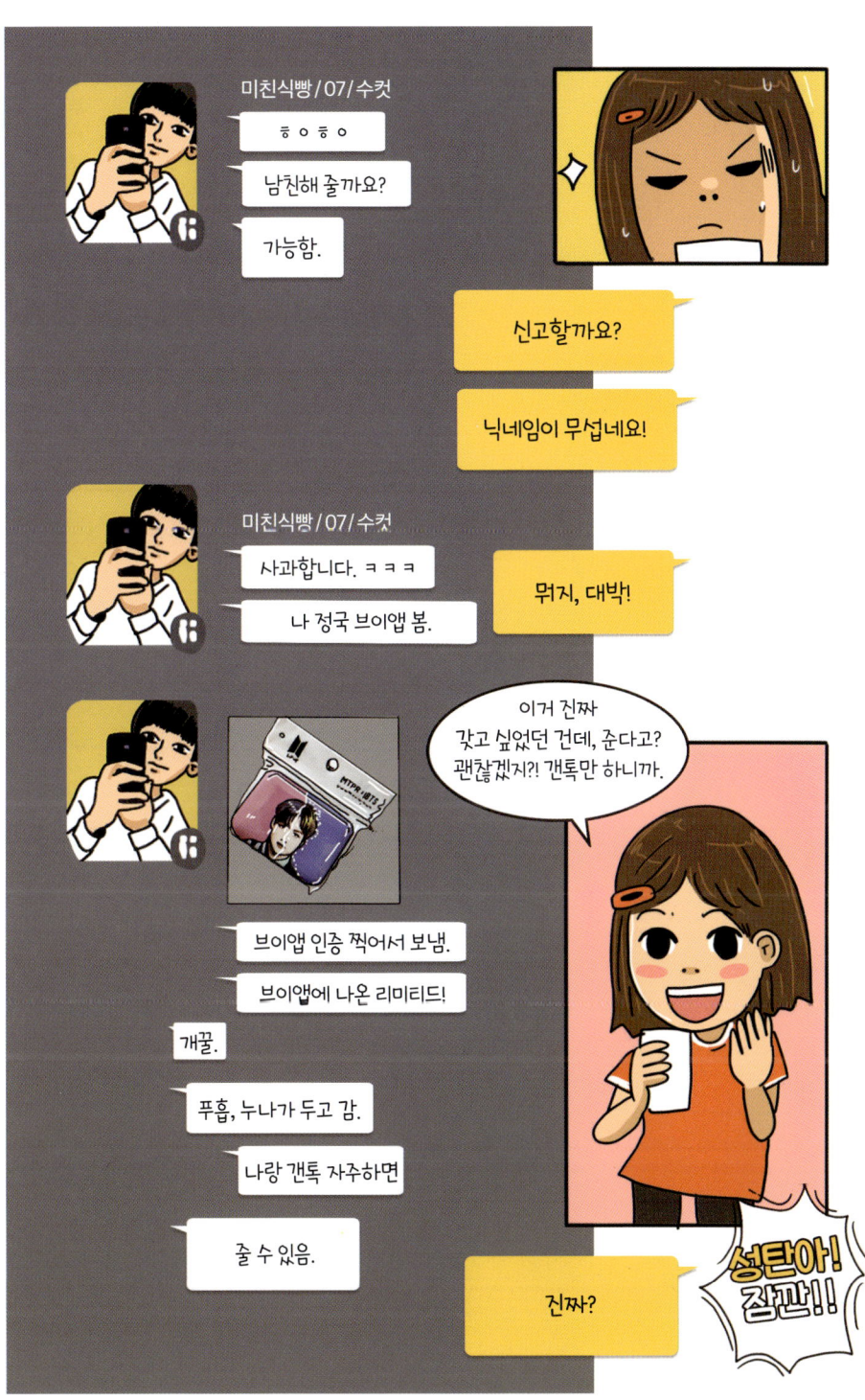

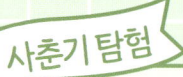

사춘기 탐험
처음 만나자마자 선물을 준다고?!

온라인 채팅으로 처음 만난 사람과 너무 잘 맞는 부분이 많다면 곰곰이 생각해 보세요! 합리적인 의심이 필요해요! 나의 마음도 다시 한 번 생각하면서 말이죠.

무조건 오픈채팅이 나쁜 것은 아니지만 오픈채팅에서 둘만 따로 채팅한다면, 상대방에게 너무 쉽게 경계를 풀면 안 돼요. SNS, DM, 카톡 등으로 소통하는 것은 우리 생활 방식 중 일부분이지요.

실제 얼굴을 보지 않고 소통하는 만큼 채팅으로 알게 되는 많은 낯선 사람들에게 잘 통한다고 개인 정보를 함부로 주어서는 안 돼요.

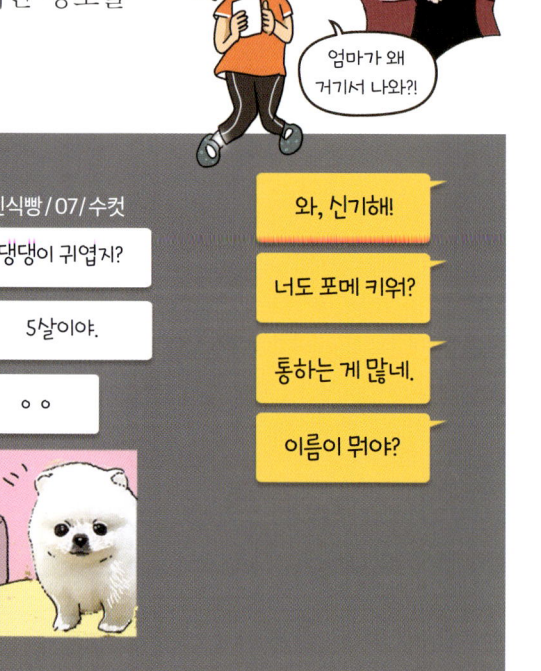

"저와 취미가 같았어요!"
"나랑 공통점이 많았어요."
"같은 동네에 산다고 했어요."

상대방과 대화가 너무나도 잘 통한다면, 이미 나의 정보를 알고 있는 건 아닌지 생각해 보세요. 오픈채팅방에서 채팅으로 대화할 때는 서로 공통점을 찾으려고 노력하게 돼요. 그래서 경계를 풀지 말고 상대방을 더 알아 가는 시간을 가져 보아요.

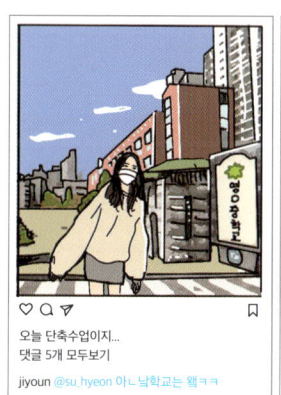 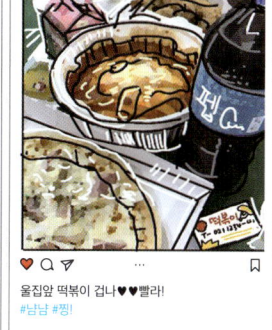 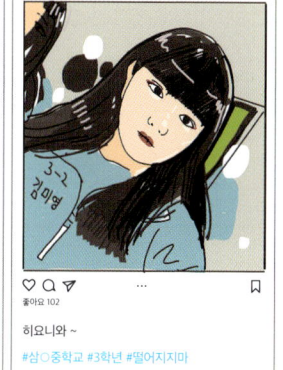

또, 오픈채팅방에서 둘만 일대일 채팅방으로 옮겨 가기를 원한다면 상대방이 어떤 사람인지 대화의 의도를 잘 파악해야 해요. 나와 정말 공통점이 많은 건지, 아니면 공개되어 있는 나의 개인 정보를 미리 보고 말한 것인지 공통점이나 공감하는 부분을 아주 자세히 물어봐야 해요.

또한, 자신의 개인 정보는 얼마나 공개되어 있는지 다시 살펴보세요. 비공개로 되어 있다고 해도, 기본적으로 공개되는 정보도 확인해야 해요.

특히 무심코 올리는 프로필 사진과 글에 내 기분을 알 수 있어요. 또 SNS에 올리는 사진과 글에 내가 살고 있는 동네, 학교, 취미, 좋아하는 연예인 등등 정보가 드러나지요. 이렇게 미리 나의 정보를 알고 다가오는 사람에게 친근함을 느껴서 마을을 열게 되고 경계를 풀게 돼요. 또한, 내 정보를 미리 알고 나쁜 목적을 가지고 접근할 수도 있어요. 자, 이제부터 낯선 사람들이 어떻게 친근하게 다가오는지 시간을 두고 살펴보아요!

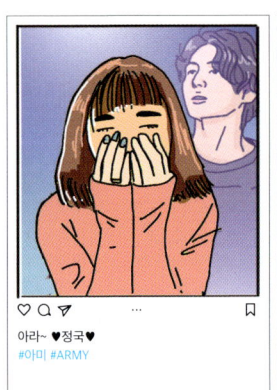 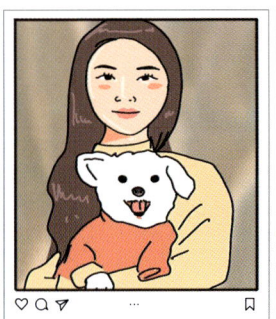 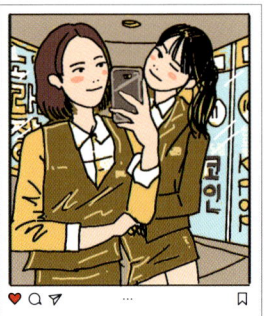

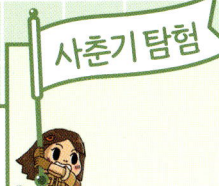

사춘기 탐험

오픈채팅방에서 만나는 낯선 사람들의 유형

가장 먼저 스스로 온라인에서 낯선 사람과 대화할 때 주의할 점을 생각해 보아요. 속이려는 사람은 절대로 처음부터 본심을 드러내지 않아요. 나와 친해지려고 내 정보를 이용해 공감할 만한 것을 먼저 이야기하지요. 그래서 친근하게 대화하며 다가오는 사람을 조심할 필요가 있어요. 대화에 악용될 수 있는 자신의 개인 정보는 보호해야 해요. 의도를 가지고 다가오는 방법들을 알아야 해요.

누구나 디지털 성범죄에 노출될 수 있어요. 오픈채팅이나 랜덤 채팅 등 다양한 사람을 만나다 보면 피해를 입을 수 있다는 사실을 꼭 잊지 말아야 해요.

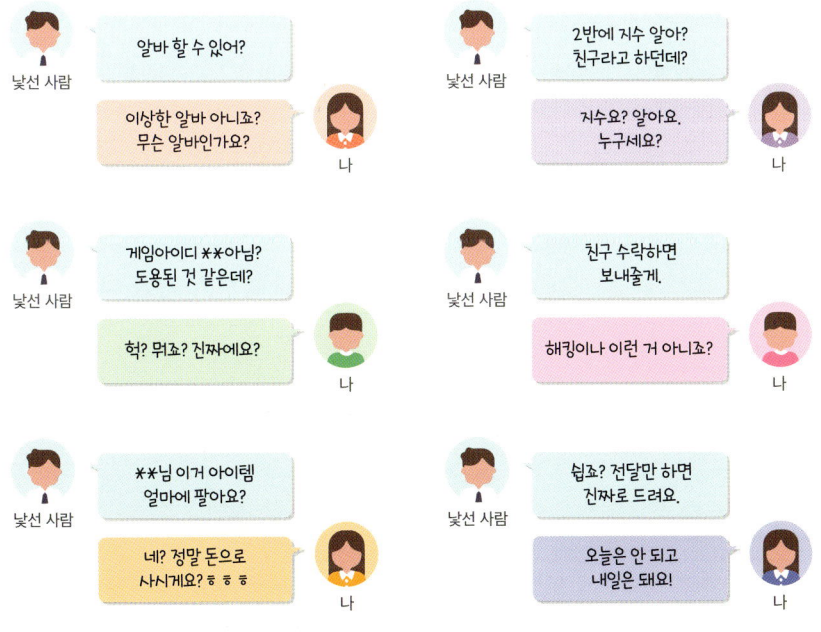

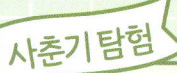

디지털 기기 안전 수칙 8가지

① 온라인에서는 아무리 친한 친구라고 해도 자신의 개인 정보를 보내지 않아요.

② 다른 사람의 개인 정보나 신상 정보를 동의 없이 온라인 공간에서 공개, 전송, 첨부 등 공유하지 않아요.

③ 타인이 나오는 영상과 이미지를 허락 없이 가져오거나 사용하지 않아요. 또한 SNS에 올리지 않아요.

④ 타인의 동의 없이 찍는 영상이나 사진 촬영은 모두 불법이에요.

⑤ 영상, 사진, 팬픽, 인터넷 소설, 웹툰, 애니메이션 등 불법으로 유포된 것은 보지 않아요.

⑥ 단톡방이나 채팅창에 올라온 불법의 URL 또는 의심스러운 링크 주소는 클릭하지 않고 재빨리 채팅창에서 나와야 해요.

⑦ 불법 촬영물 혹은 유해사이트 콘텐츠를 발견하면 캡쳐하고 신고해야 해요.

⑧ 혹시 영상물을 전송했거나 타인이 찍은 내 영상 때문에 피해를 입었다면, 혼자서 해결하기 힘든 상황이므로 반드시 어른들의 도움을 받도록 해요.

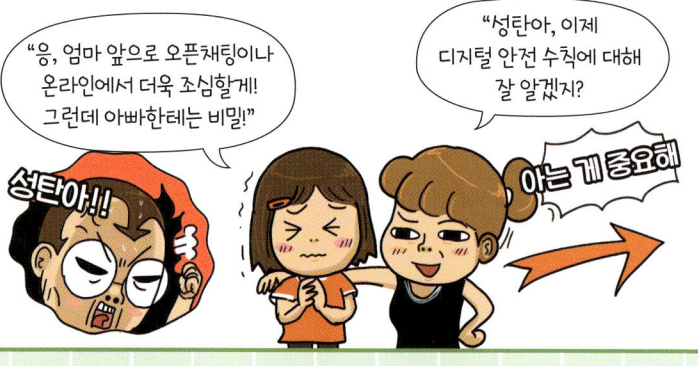

만약 피해를 입었다면 가장 먼저 해야 할 일은 무엇일까요?

디지털 성범죄 피해 사실을 알리고 도움을 받아야 해요. 그것이 나를 지키고 위험에서 벗어나는 길입니다. 그리고 반드시 가해자를 신고해야 합니다. 어른들에게 알리지 못하도록 내 정보를 주변 사람들에게 보내겠다고 겁을 줄 수도 있어요. 도움을 줄 수 있는 어른에게 알리는 것이 그러한 협박에서 벗어날 수 있는 지름길입니다.

부모님께 알리기 어려운 친구들은 도움을 줄 수 있는 어른을 알고 있어야 해요. 성범죄 피해자들을 도와주는 여러 기관에는 검증된 전문가들이 있답니다.

꼭 용기 내어 신고하세요. 피해를 회복하기 위한 도움도 받을 수 있답니다.

• 디지털 성범죄 피해 발생 시 도움받을 수 있는 기관 안내

- 십대여성인권센터 02)6348-1318 | 010-3232-1318 | cybersatto
- 디지털 성범죄 피해 지원센터 02)735-8994 | women1366.kr
- 한국사이버성폭력대응센터 02)817-7975 | cyber-lion.com
- 한국성폭력상담소 전화상담 02)338-5001
- 청소년 사이버 상담센터 1388(24시간) #1388(문자, 카카오톡 상담 가능)
- 푸른아우성(디지털성폭력 피해상담) aoosung.com/page/p_1202.php

디지털 안전 수칙 참고 영상

꼭 기억하세요! 디지털 성범죄에서 우리를 지켜요.

4장
몸캠피싱에 당황하지 않고 대응하는 법

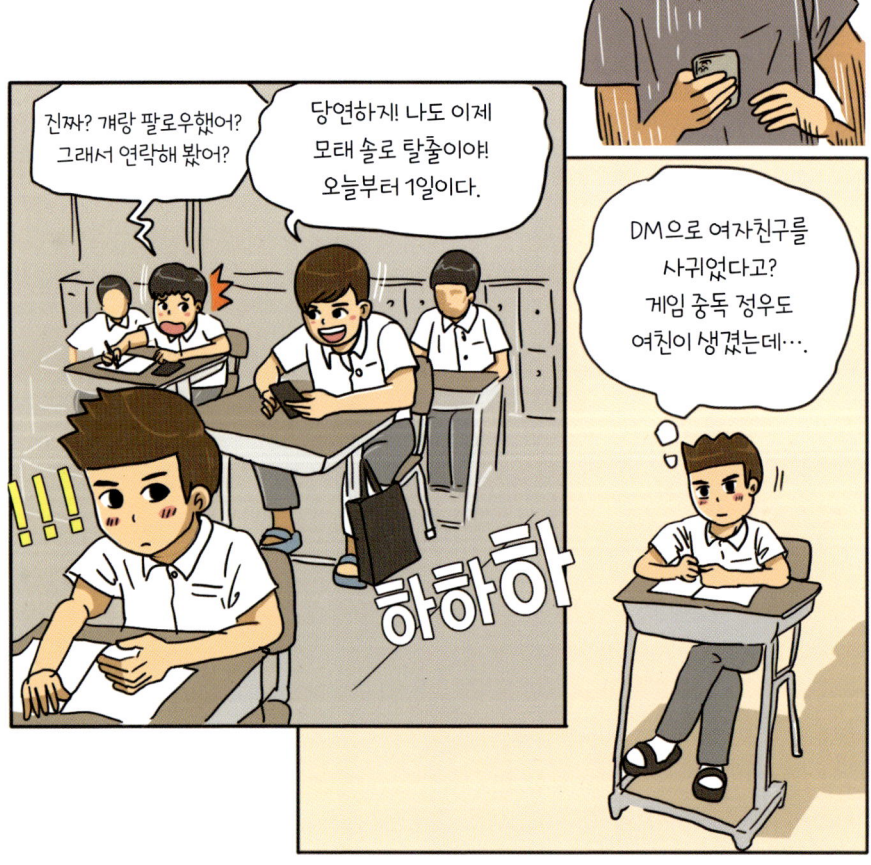

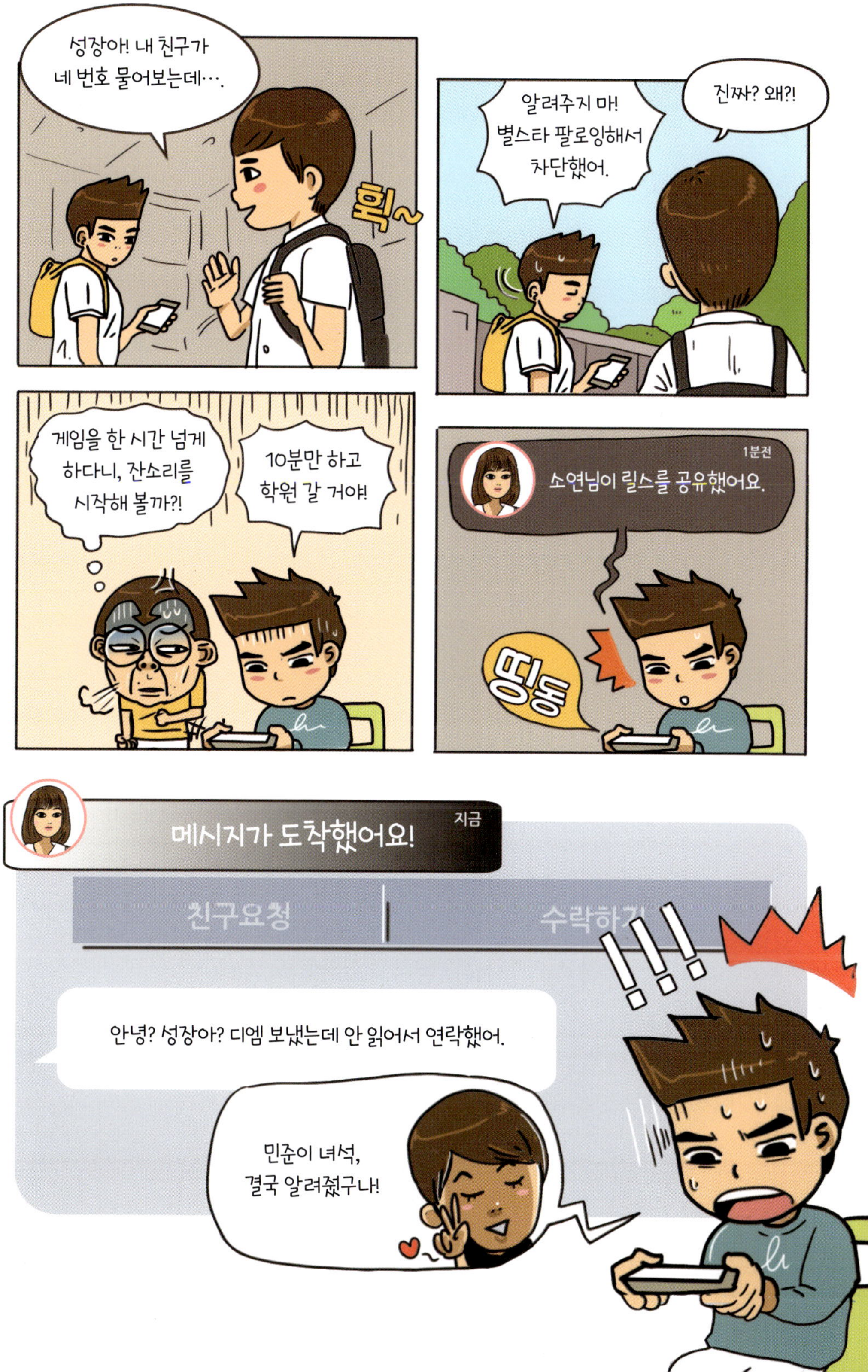

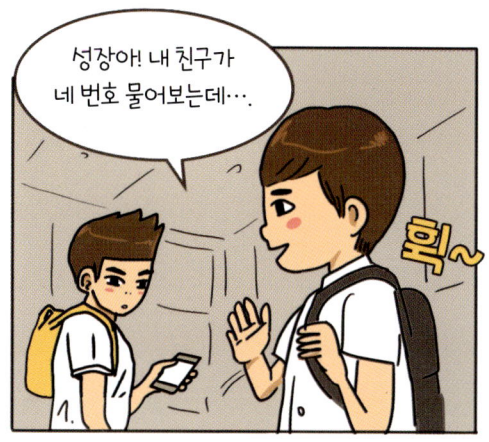
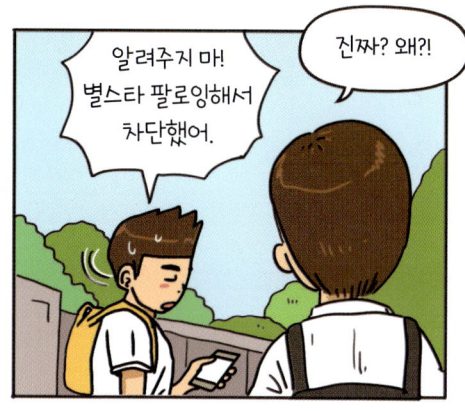
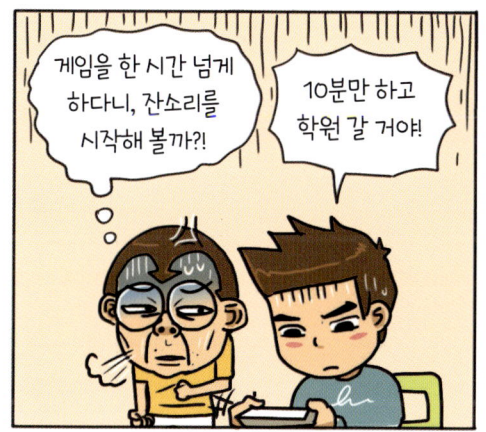
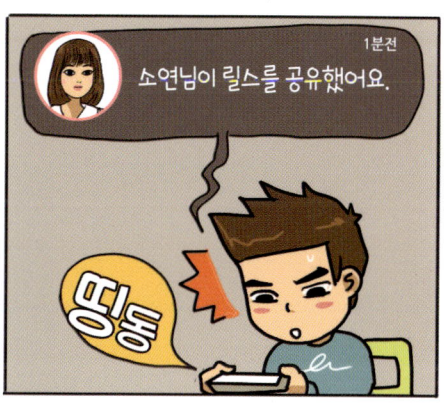

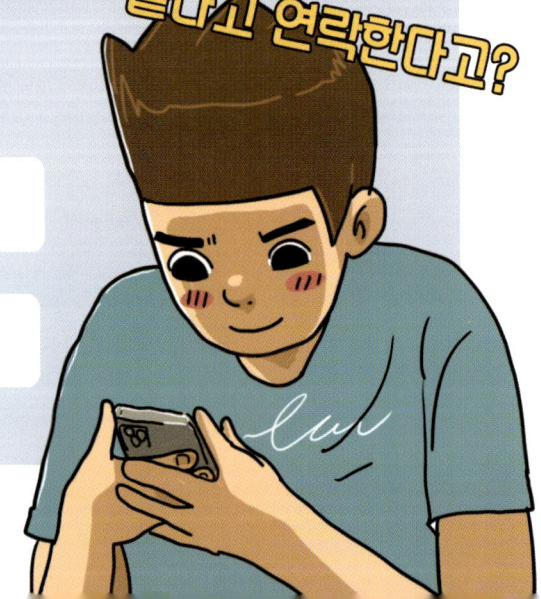

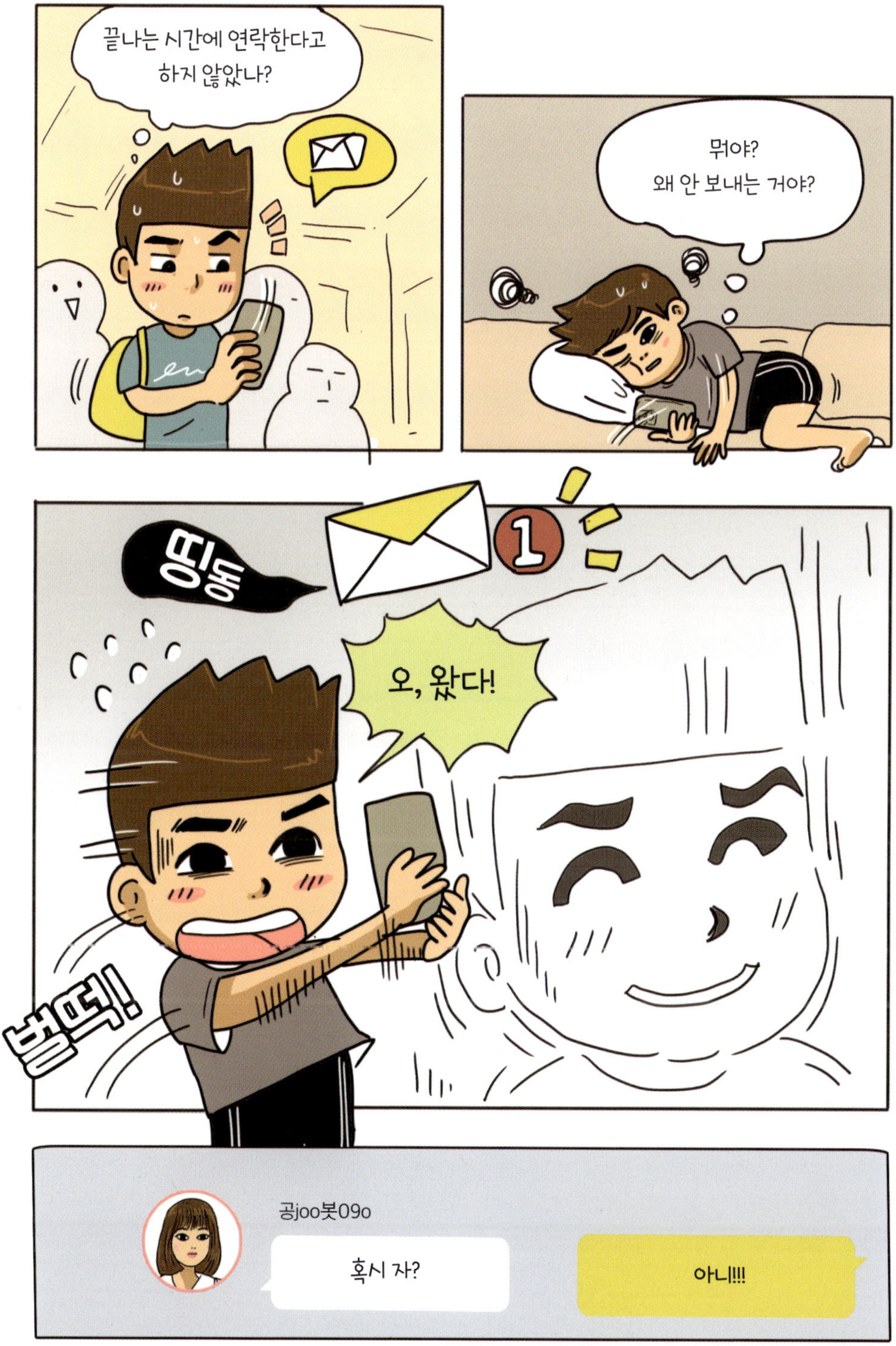

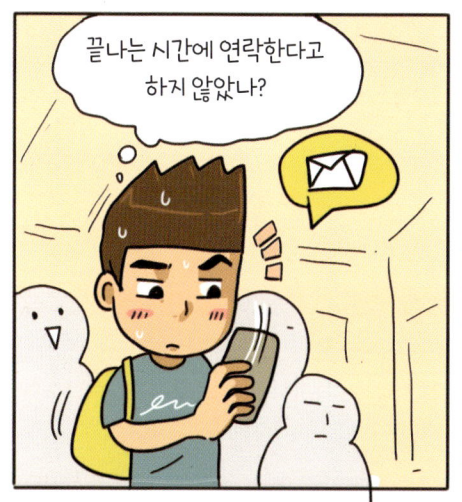
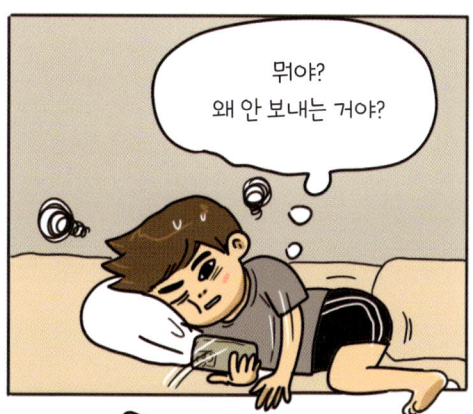
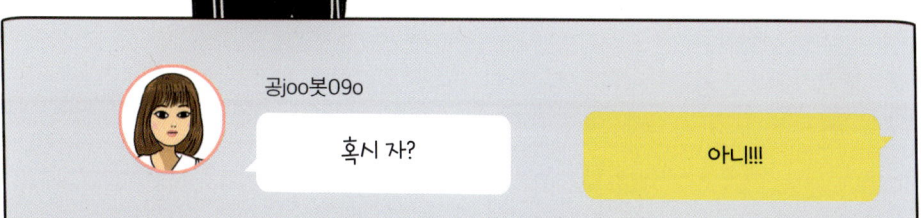

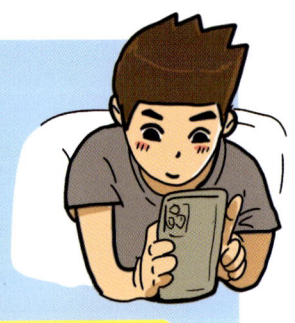

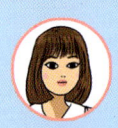 공joo봇09o
나 지금 프로필 사진 바꿈.

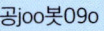 공joo봇09o
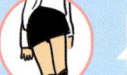 어때?

오~, 사진 예쁘네.

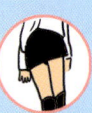 공joo봇09o
진짜? 처음 칭찬 들었어.

학교 끝나고 뭐 했어?

친구랑 피시방 갔지. 넌?

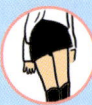 공joo봇09o
나는 계속 집. 심심해.

나랑 놀자!

여친 심심해.

여친?

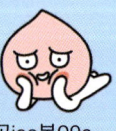

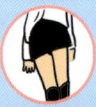 공joo봇09o
재밌는 놀이~.

 공joo봇09o
없어?!

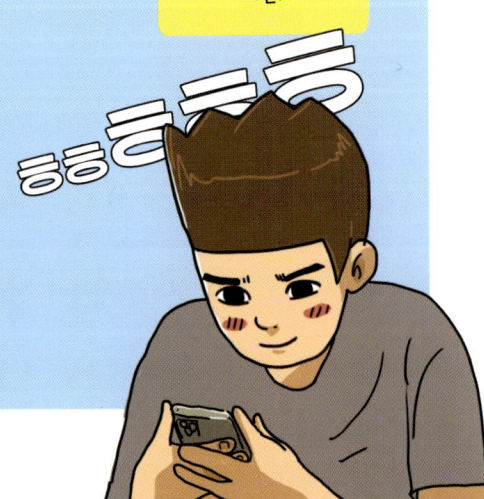

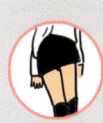 공joo봇09o

우리 사귀는 거 맞지?

성장아~!

^^

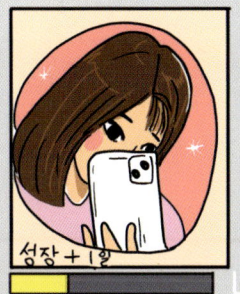

이런 게 사귀는 건가?
갑자기 여자친구가 생겼어.

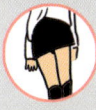 오늘 머리했어. 봐 봐.

ㅎㅎ 심심해.

우리 비밀놀이 할래?

몸 사진 찍기 어때?

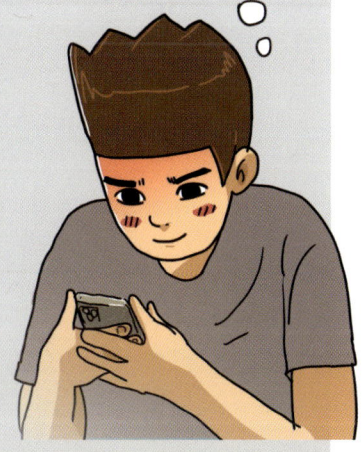

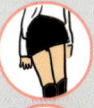 내가 먼저

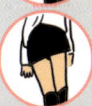 보내 줄게.

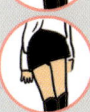 사귀는데 어때?

비밀이니까 보고 지워!

뭐? 진짜?

리얼?!

찍어서 보내준다고?

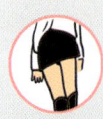 공joo봇09o
근데 네가 먼저 보내면 안 돼?

내가 먼저? 영상 찍어서?

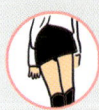 공joo봇09o
응. 네가 보여주면 나도 보여줄게.

너 분명 약속했어!

엄마 거실에 있어서 화장실에서 찍어서 보낼게.

이거 먼저 보내.

엄마 청소하잖아?
화장실로 가자

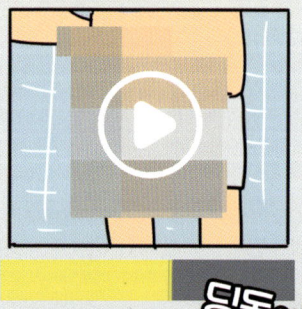

딩동~!

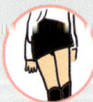
나도 이거 보낼게.
다른 것도 곧 보내 줄게.

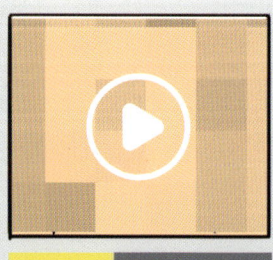

와, 대박 예쁘다.

다른 것도 보내 줘.

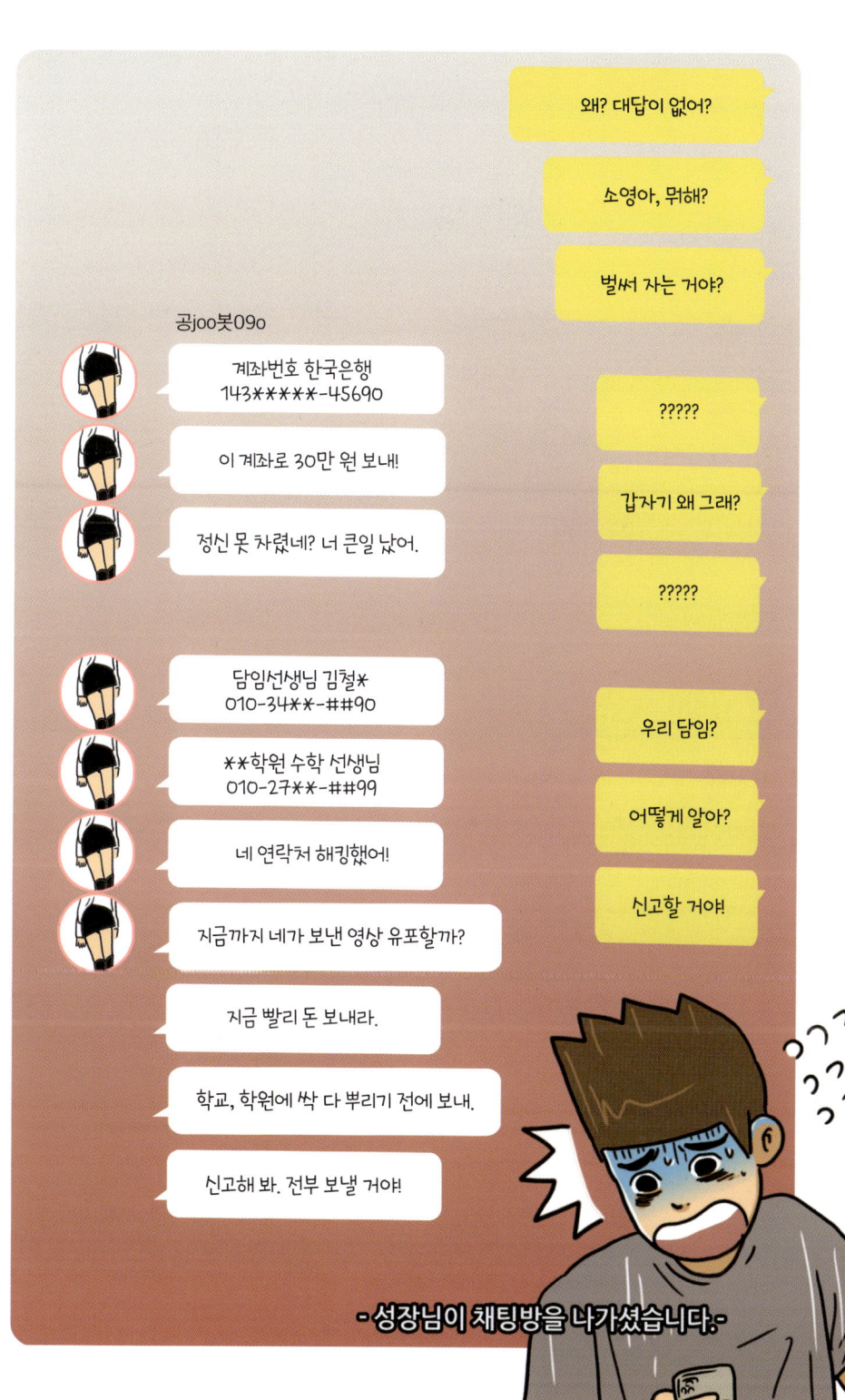

단톡방 3명

- 공joo봇09o님이 엄마 박정자 아빠 성건강님을 초대하셨습니다 -

공joo봇09o

 어머님, 아버님! 아드님이 저를 차단해서 연락드려요.

 길게 이야기 안 해요! 이 계좌로 100만 원 보내세요. 한국은행 143****-45690

 아들 사진 마음껏 감상하세요!

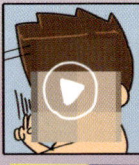 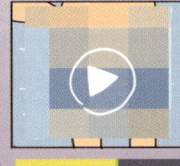

누구세요?

?

당신 누구야?

누구냐고?

우리 아들?

당신이 어떻게 우리 아들 영상을 가지고 있어?

 영상 잘 감상하셨죠?

두 분 연락처도 제가 다 해킹했어요!

김**사장님
📞 연락처
자세히 보기

아버님 거래처 김**사장님 맞죠? 여기로 아들 영상 보낼까요?

전부 유포하기 전에 돈 보내요!

신고해도 소용없어요!

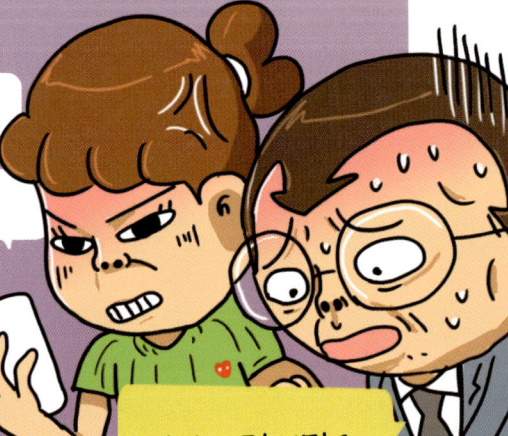

저기… 잠시만요.

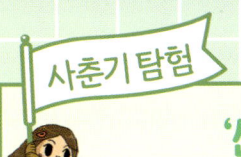

'신종 몸캠피싱' 대처법

최근 들어 미성년자를 상대로 '신종 몸캠피싱' 사건이 늘고 있어요. 범죄자들은 아주 치밀하고 교묘한 수법으로 우리 친구들에게 다가가요. 마치 또래 친구인 것처럼 연락해서 친해진 다음 성과 관련된 행위를 요구하지요. 한순간의 잘못된 선택으로 피해자가 되어 협박을 받게 돼요.

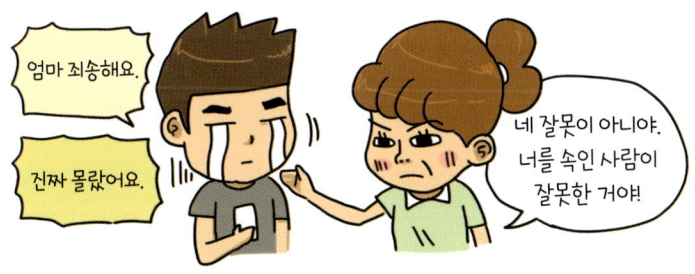

이성 친구를 사귀고 싶어서 소개팅 앱이나 SNS DM으로 연락하는 친구들이 많은데, 범죄자들은 친구들의 이런 심리를 잘 알고 대상을 찾고 있어요. 실제 성장이에게 접근했던 소영이라는 여자 친구는 확인해 보니 성인 남성으로 밝혀졌습니다.

가장 주의할 점은 개인 정보를 해킹하는 방식이 다양해졌다는 거예요. 예전처럼 URL을 보내주고 클릭을 유도하는 해킹 방식이 아니에

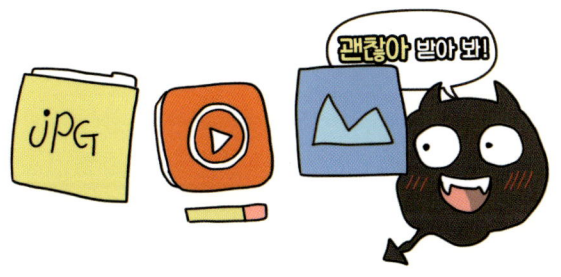

요. 영상이나 사진에 블록체인에서 사용하는 백도어 방식의 악성코드를 주입해요. 전송된 영상을 봤을 뿐인데, 혹은 보내준 사진을 클릭했을 뿐인데 자신의 정보를 해킹당하는 일이 발생하지요. 나도 모르는 사이에 내 연락처가 범죄자들의 손에 넘어가게 된답니다. 낯선 사람과 사진이나 영상을 주고받는 일은 반드시 주의해야 해요!

이러한 피해를 당하면 혼자 해결하기 어려워요. 상대방을 차단하면 해킹한 연락처를 이용해 협박을 이어가지요. 범죄자들은 해킹한 연락처에서 부모님의 연락처를 찾아내 단체방에 초대해요. 그렇게 착취한 영상으로 부모들도 속이려고 해요. 그러한 수법으로 부모님의 휴대폰에 있는 연락처까지 해킹당하지요. 이렇게 되면 협박의 수준이 달라져요.

범죄자들의 사진과 영상 유포 협박에서 벗어나기도 힘들고요. 내가 보낸 신체 사진과 영상이 내 주변 사람들에게 유포될 것 같은 마음에 무척 괴롭고 불안하지요. 게다가 아무 것도 모르는 부모님에게 범죄자들이 갑자기 연락한다면 부모님도 당황하게 돼요.

이러한 일은 누구에게나 일어날 수 있어요. 만약 피해를 입었다면 부모님에게 혼날까 봐 혼자 끙끙 앓지 말고 솔직하게 말한 다음 도움을 받도록 해요.

사춘기 탐험

해킹 당한 부모의 실제 사례
(사고 후 대처법: 전체 메시지 보내는 방법)

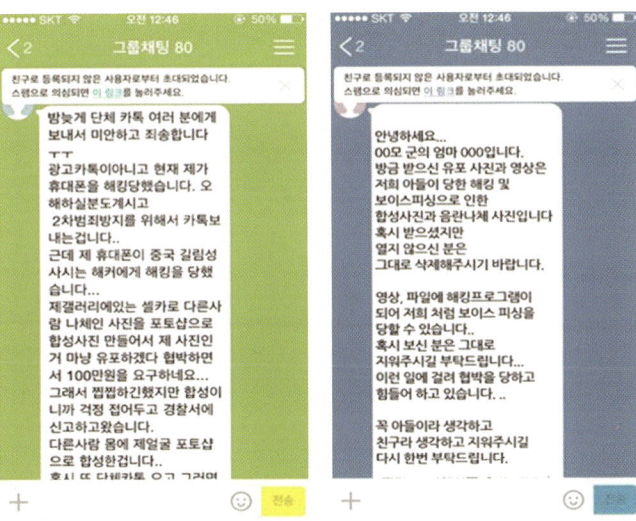

해킹당한 연락처에 있는 모든 사람에게 관련 메시지를 보내야 해요. 2차 피해를 막고 피해 사진이 유포될 것에 대응해야 합니다. 영상이 유포되었다면 연락처에 있는 모든 사람의 안전을 위해 전체 메시지를 보내서 영상을 지워달라고 요청하세요. 그런 다음 경찰에 신고해 보호를 받고 수사를 진행해야 해요. 우리 친구들 혼자서는 감당하기 어려워요. 그러니까 꼭 어른의 도움을 받으세요!

- **몸캠피싱 피해 신고**
  - 사이버경찰청 112
  - 방송통신심의위원회 1377
  - 상담 및 불법촬영물 삭제 지원 1366

QR 몸캠피싱 예방법 영상 보기

5장 팬픽 문화와 중독

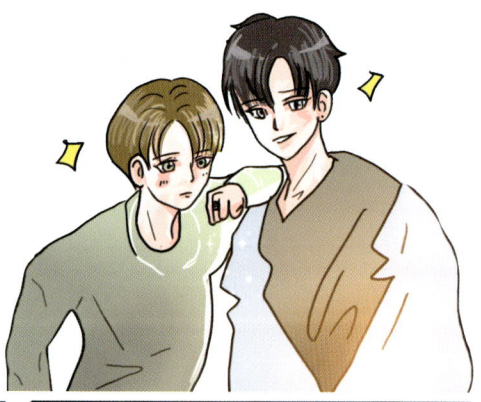
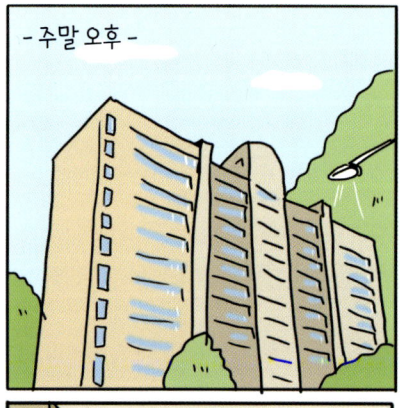
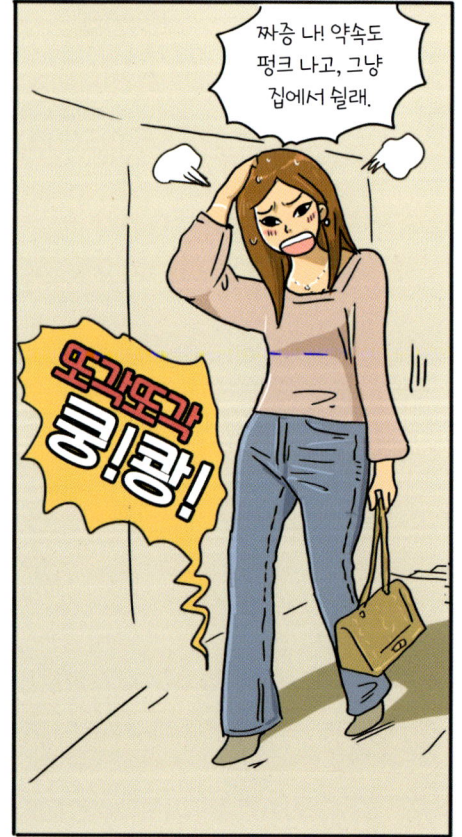
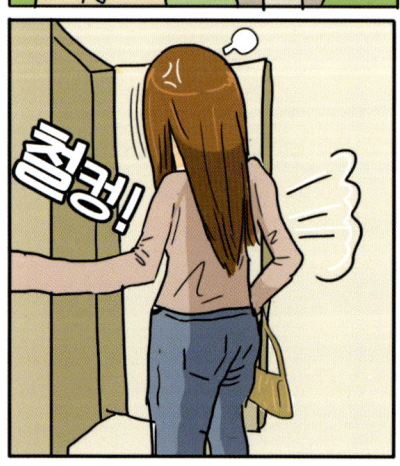

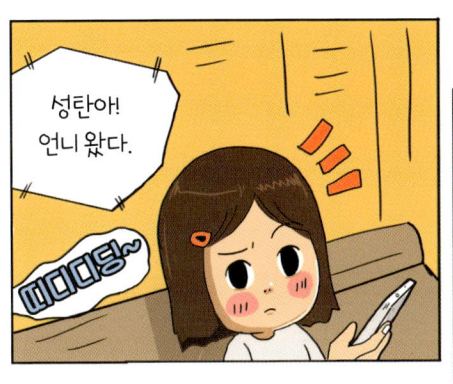
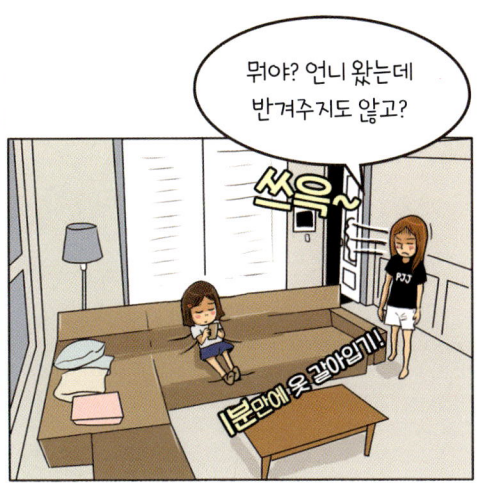
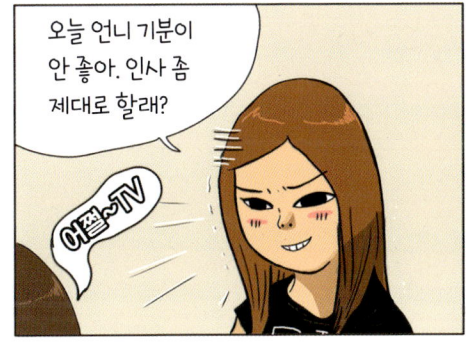
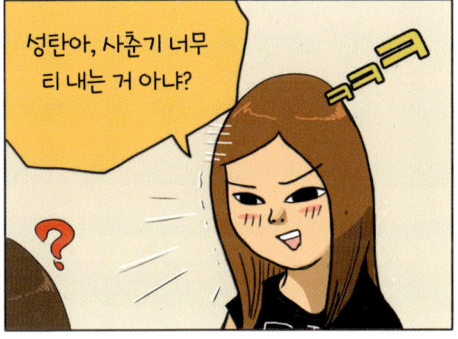
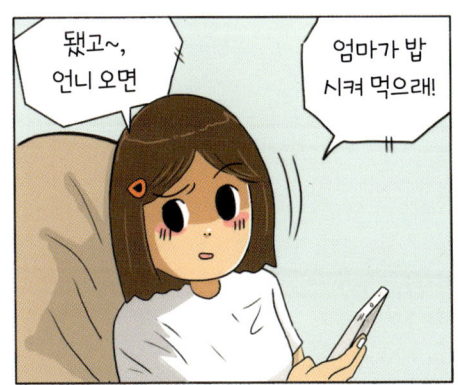
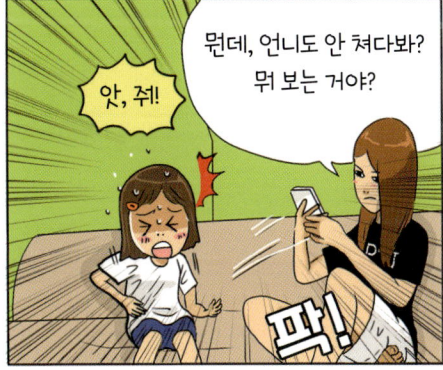

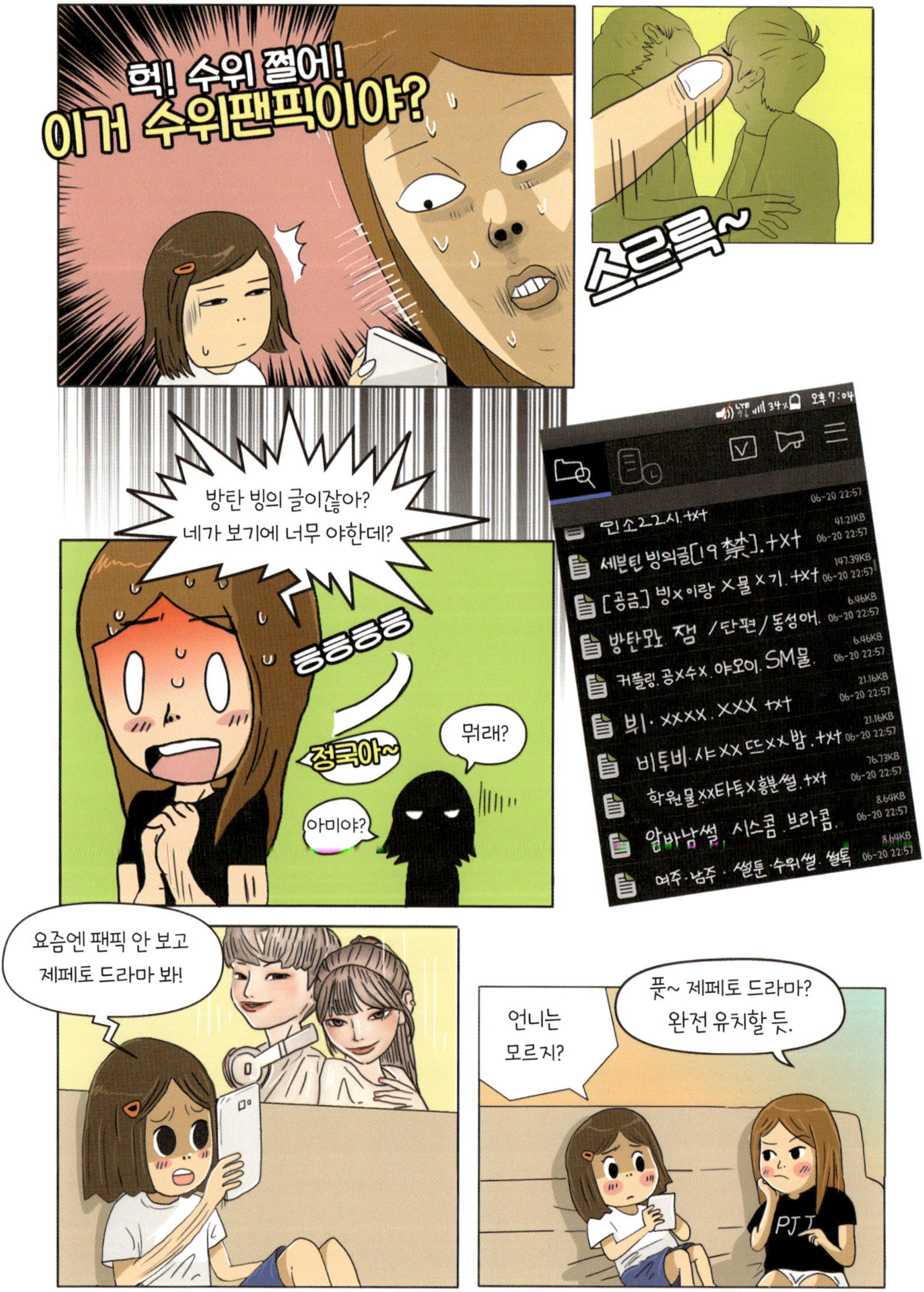

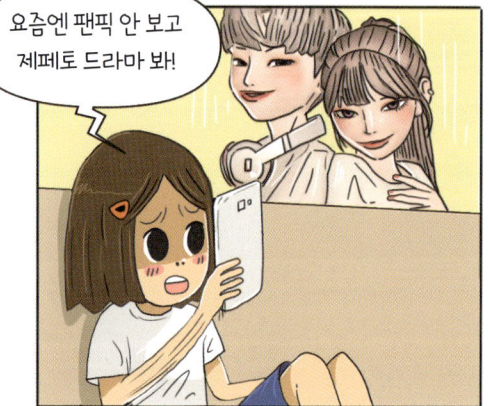
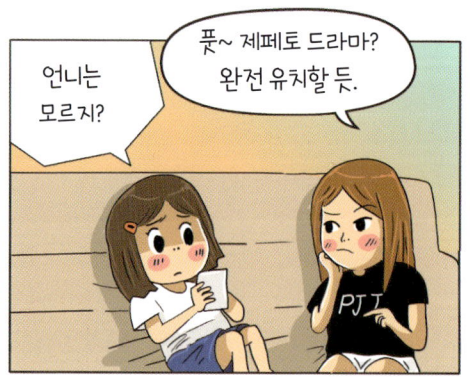

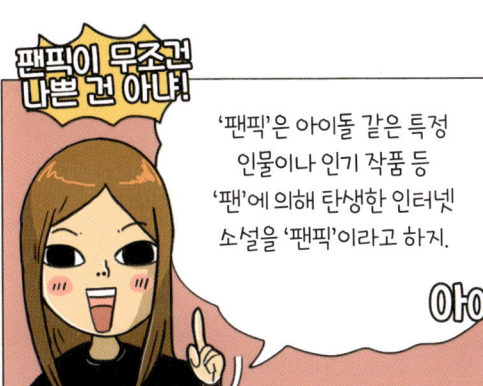
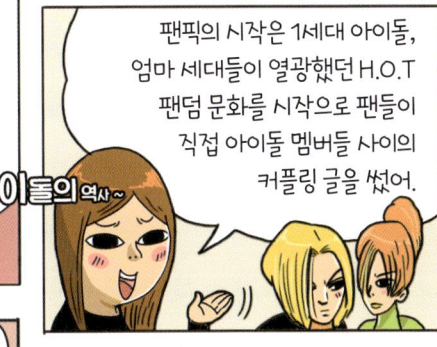
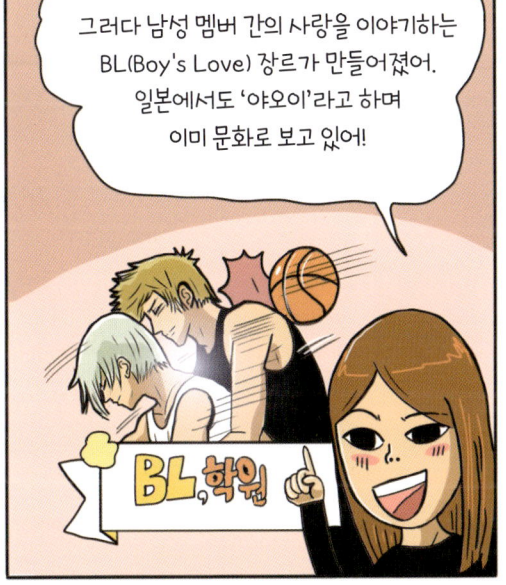
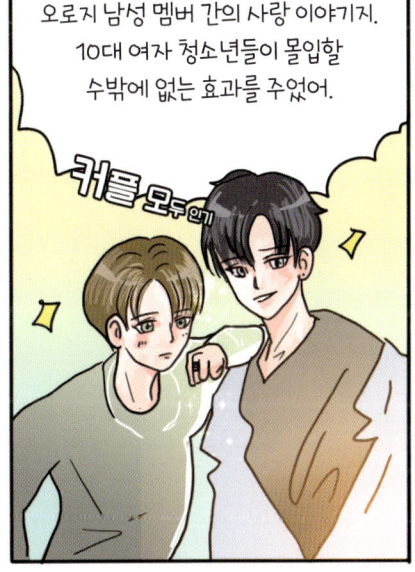
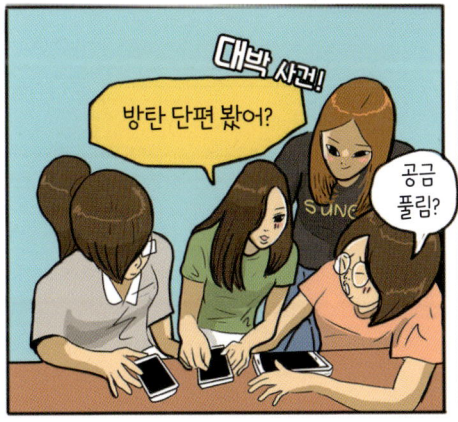
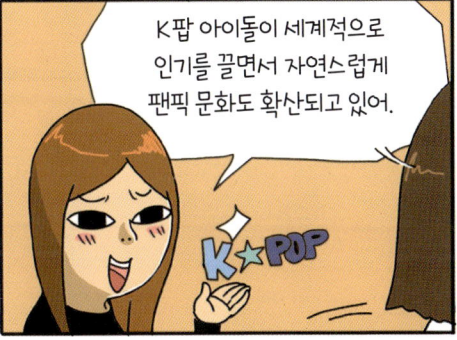

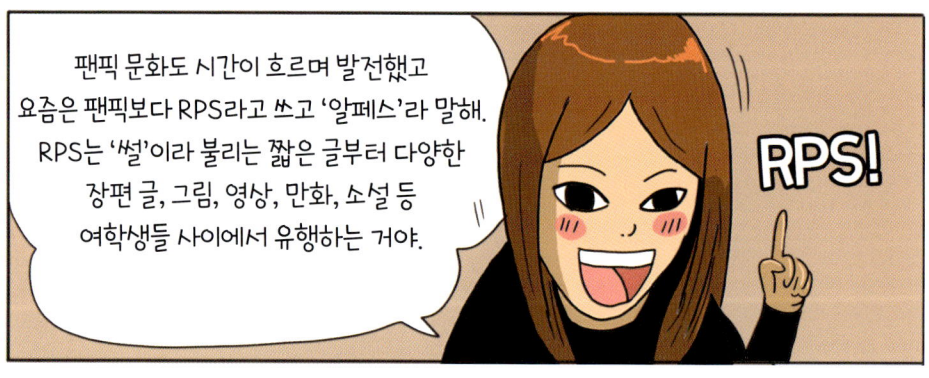

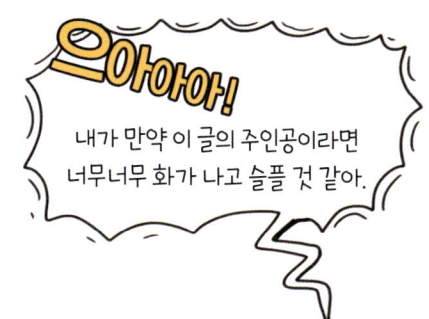
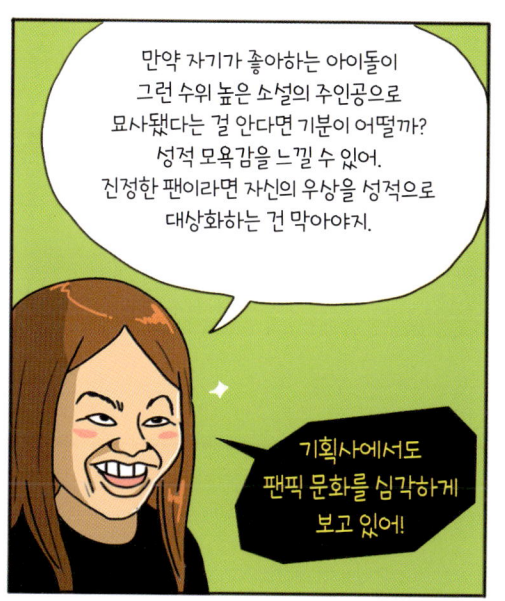
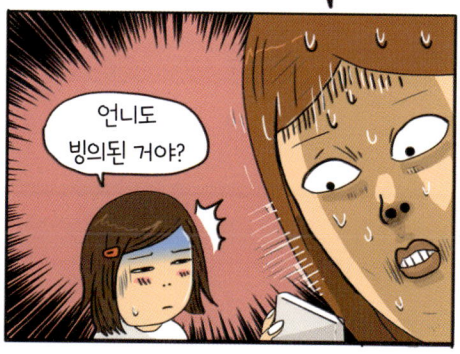
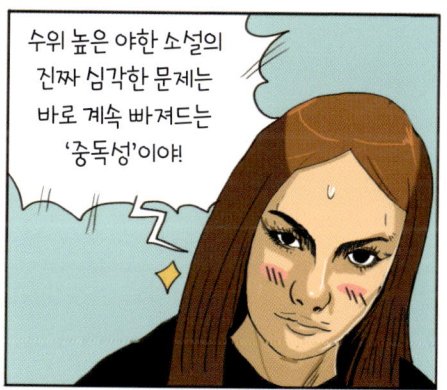
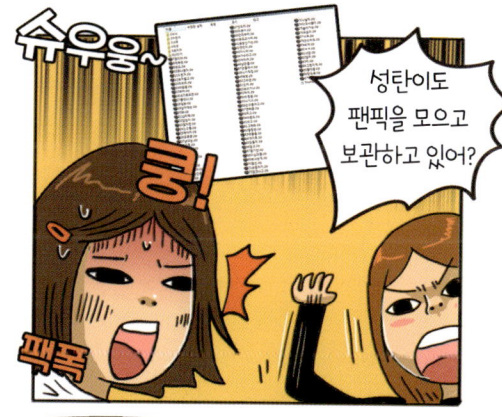
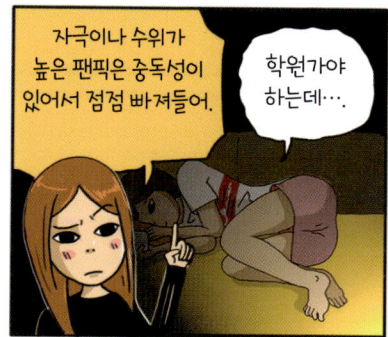
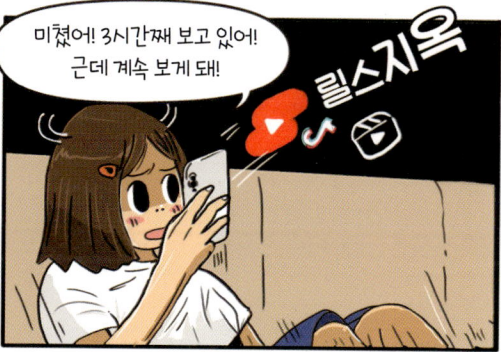

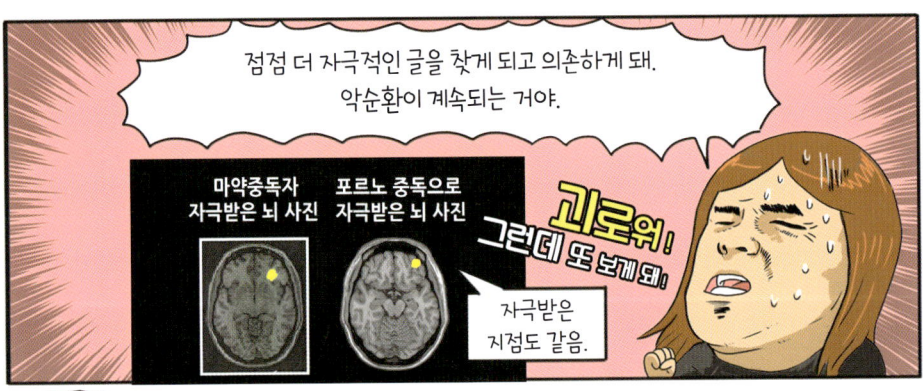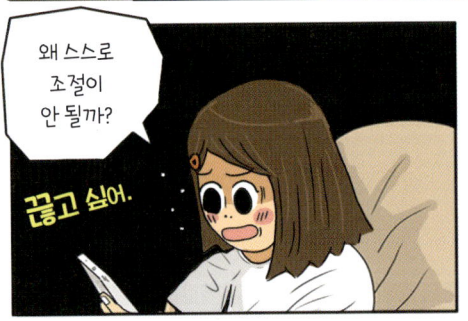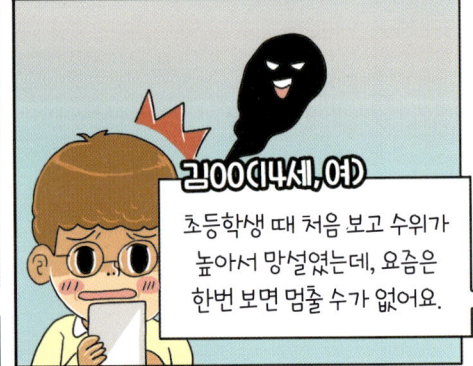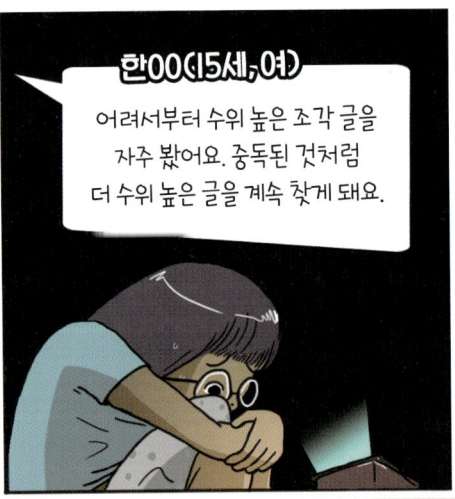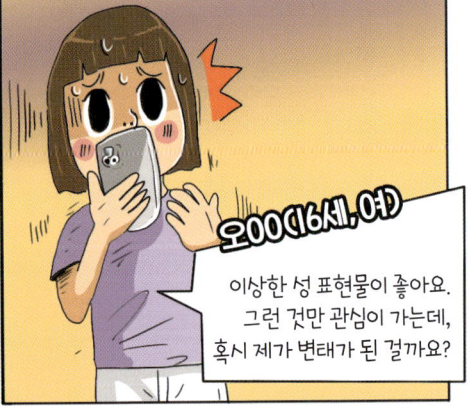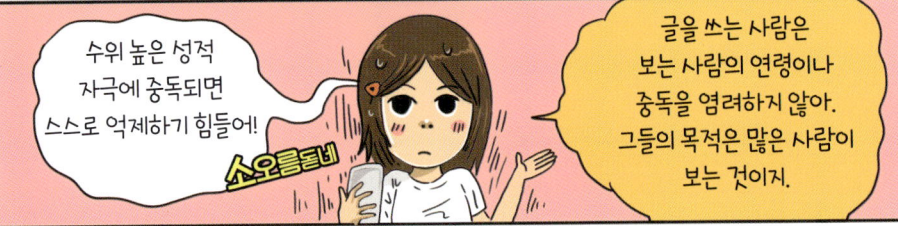

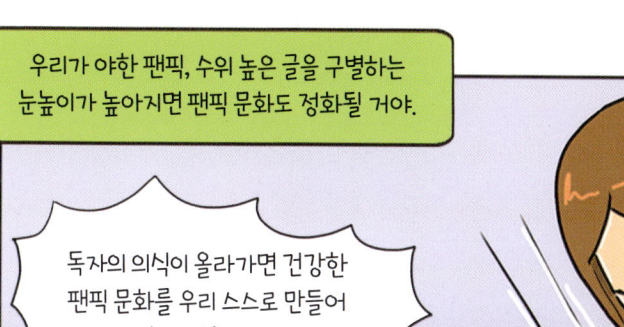

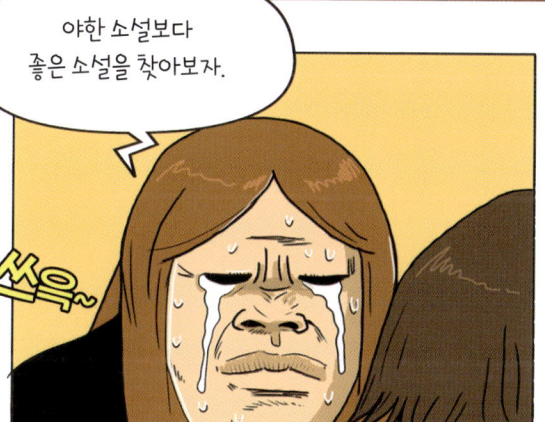

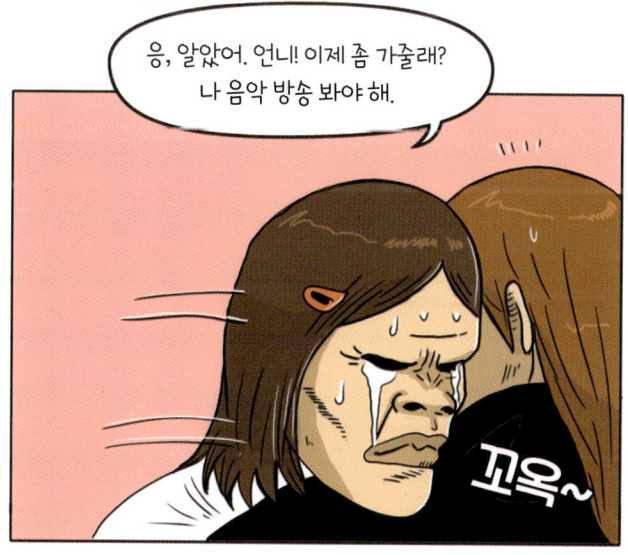

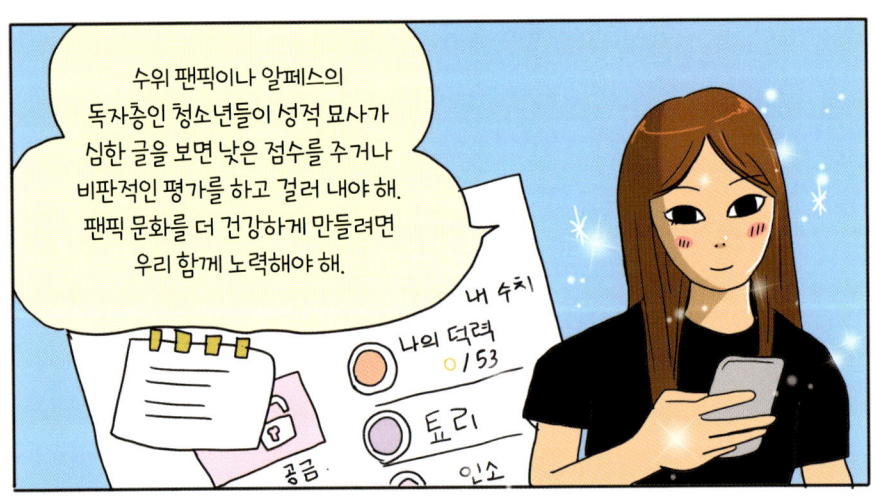

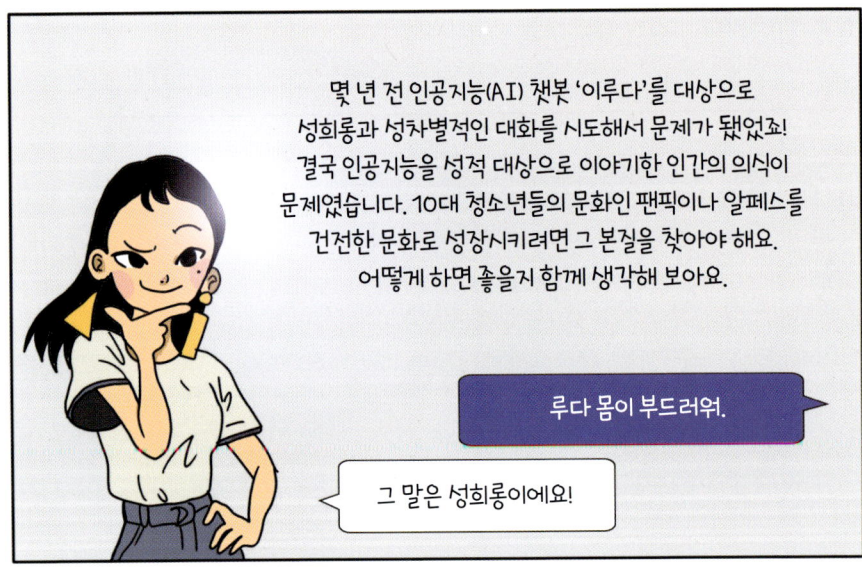

누군가를 성적으로 대상화하거나,
이런 글을 동의 없이 유포하는 건 분명한 범죄입니다.
혹시 수위 팬픽이나 야한 소설에 중독되거나
피해, 또는 고민이 있다면 먼저 59쪽의 질문을
보고 스스로 생각하는 시간을 가져 보아요.

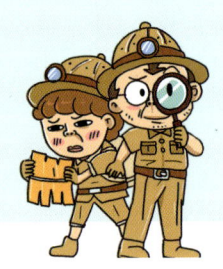

- 좋아하는 연예인이 있나요? 그 연예인을 좋아하는 이유를 적어 보아요.

　

- 혹시 좋아하는 연예인을 대상으로 한 팬픽을 본 적이 있나요? 기분이 어떤가요?

　

- 만약 내가 좋아하는 연예인이 자신을 대상으로 쓴 팬픽을 봤다면 어떤 기분이 들까요? 생각해 보아요.

6장 일상으로 들어온 디지털 성범죄

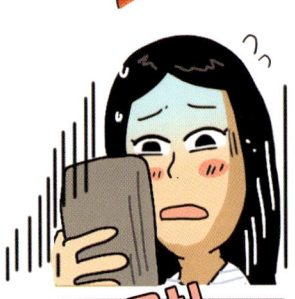

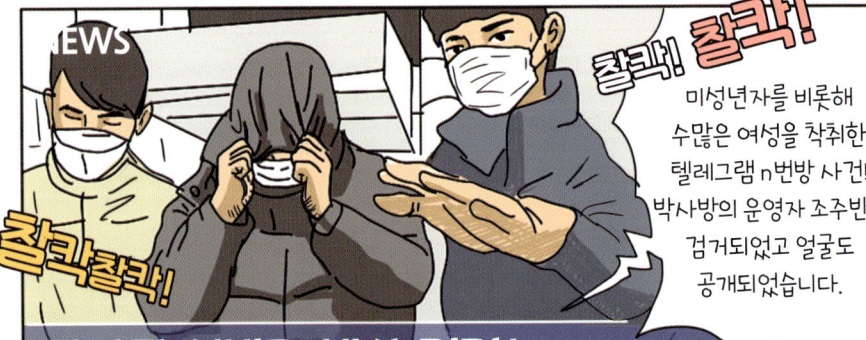

미성년자를 비롯해 수많은 여성을 착취한 텔레그램 n번방 사건! 박사방의 운영자 조주빈이 검거되었고 얼굴도 공개되었습니다.

디지털 성범죄 박사 검거! 일당 모두 체포

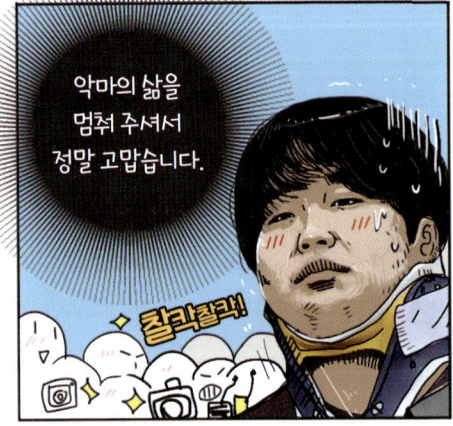

악마의 삶을 멈춰 주셔서 정말 고맙습니다.

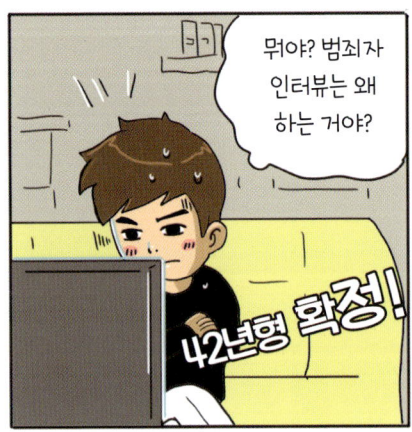

뭐야? 범죄자 인터뷰는 왜 하는 거야?

42년형 확정!

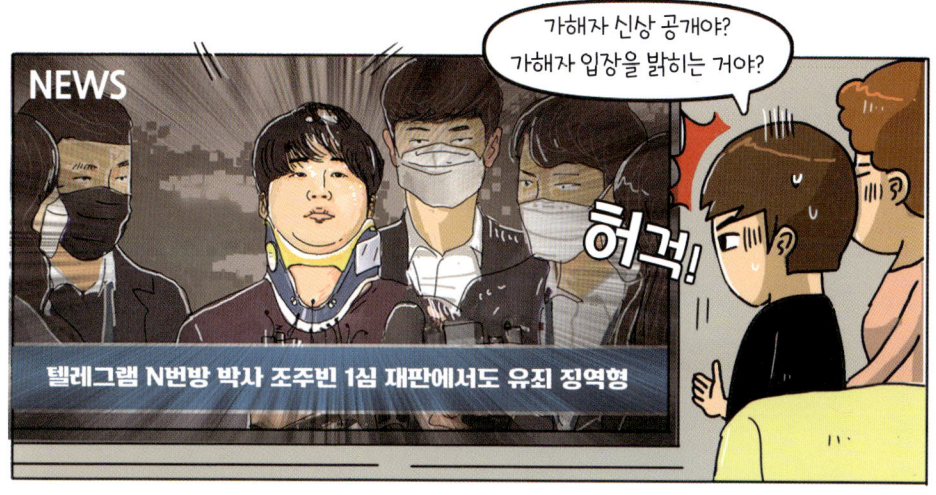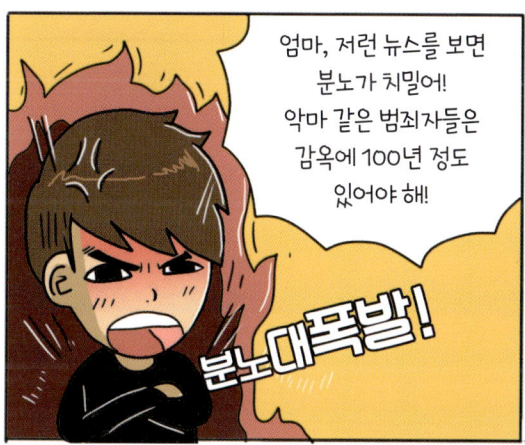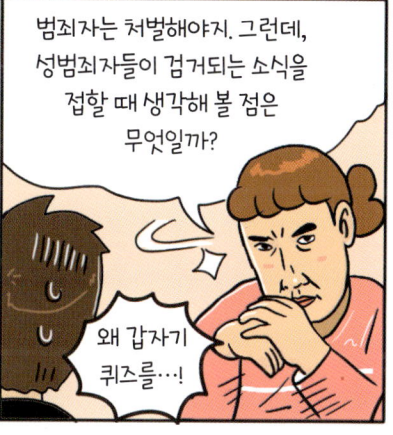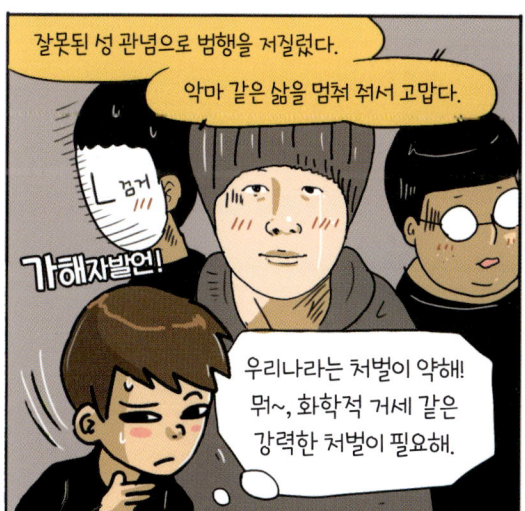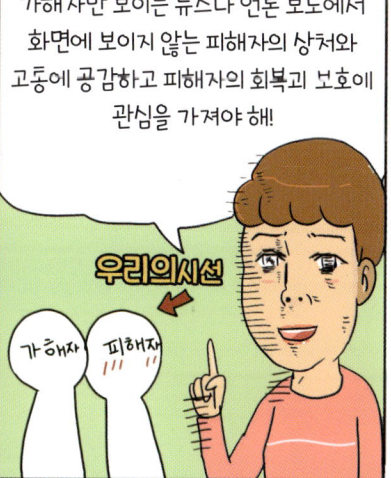

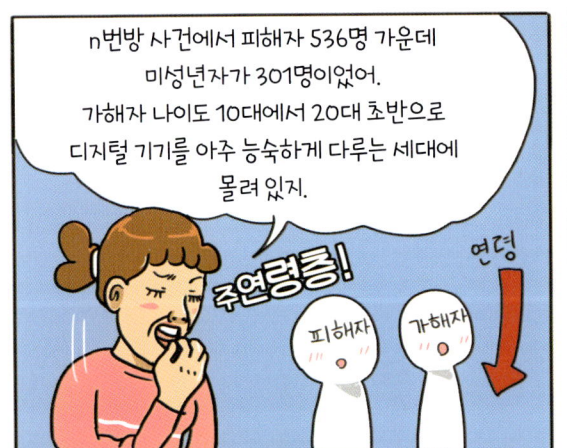
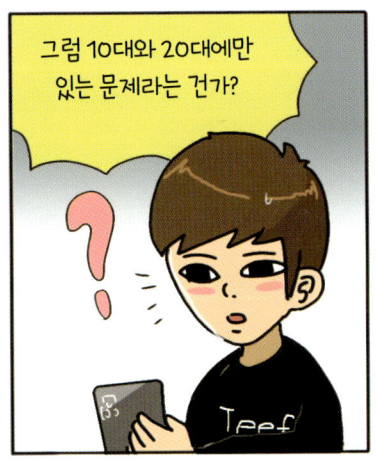
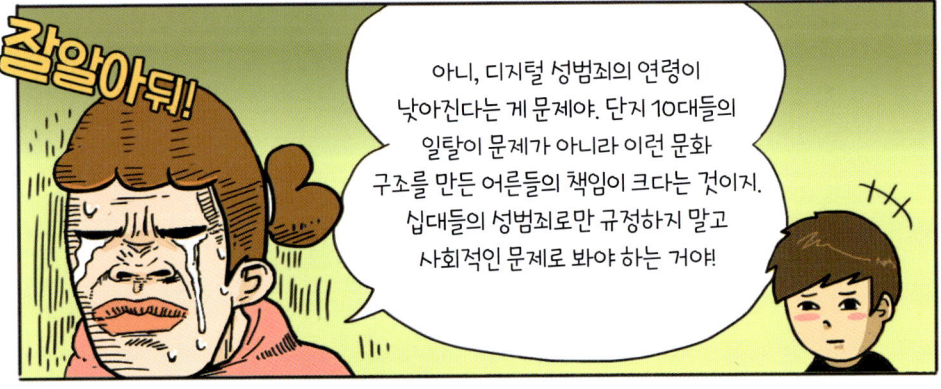
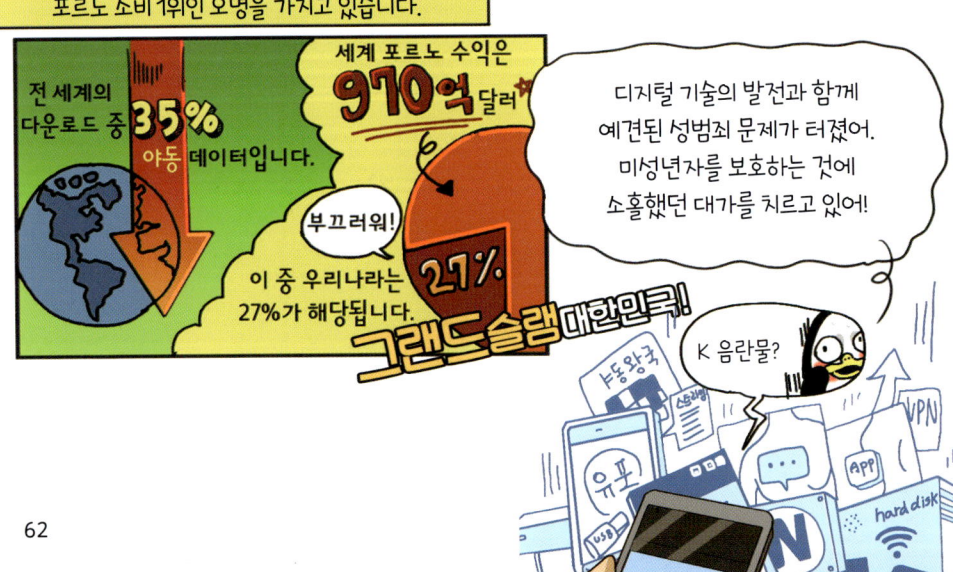

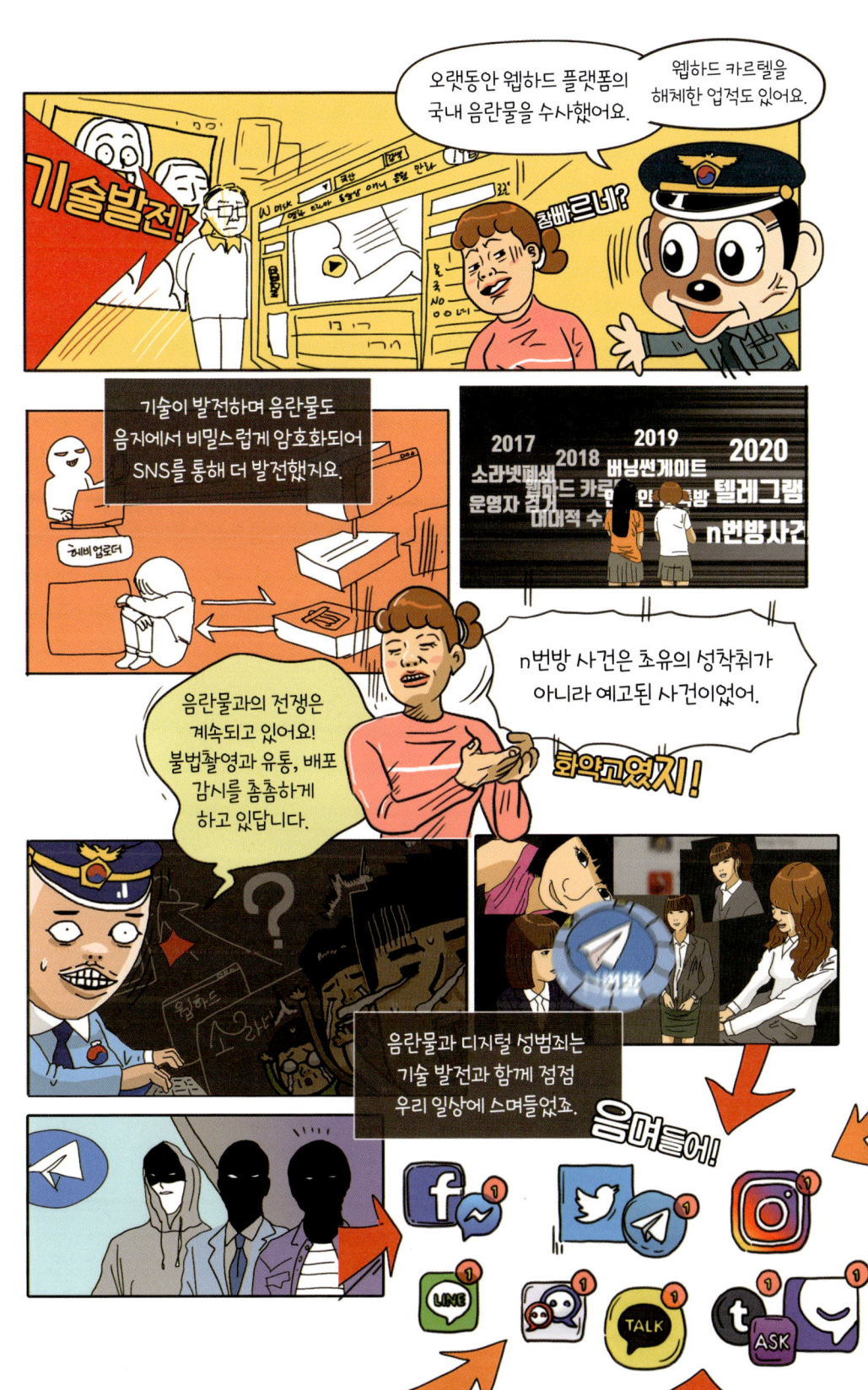

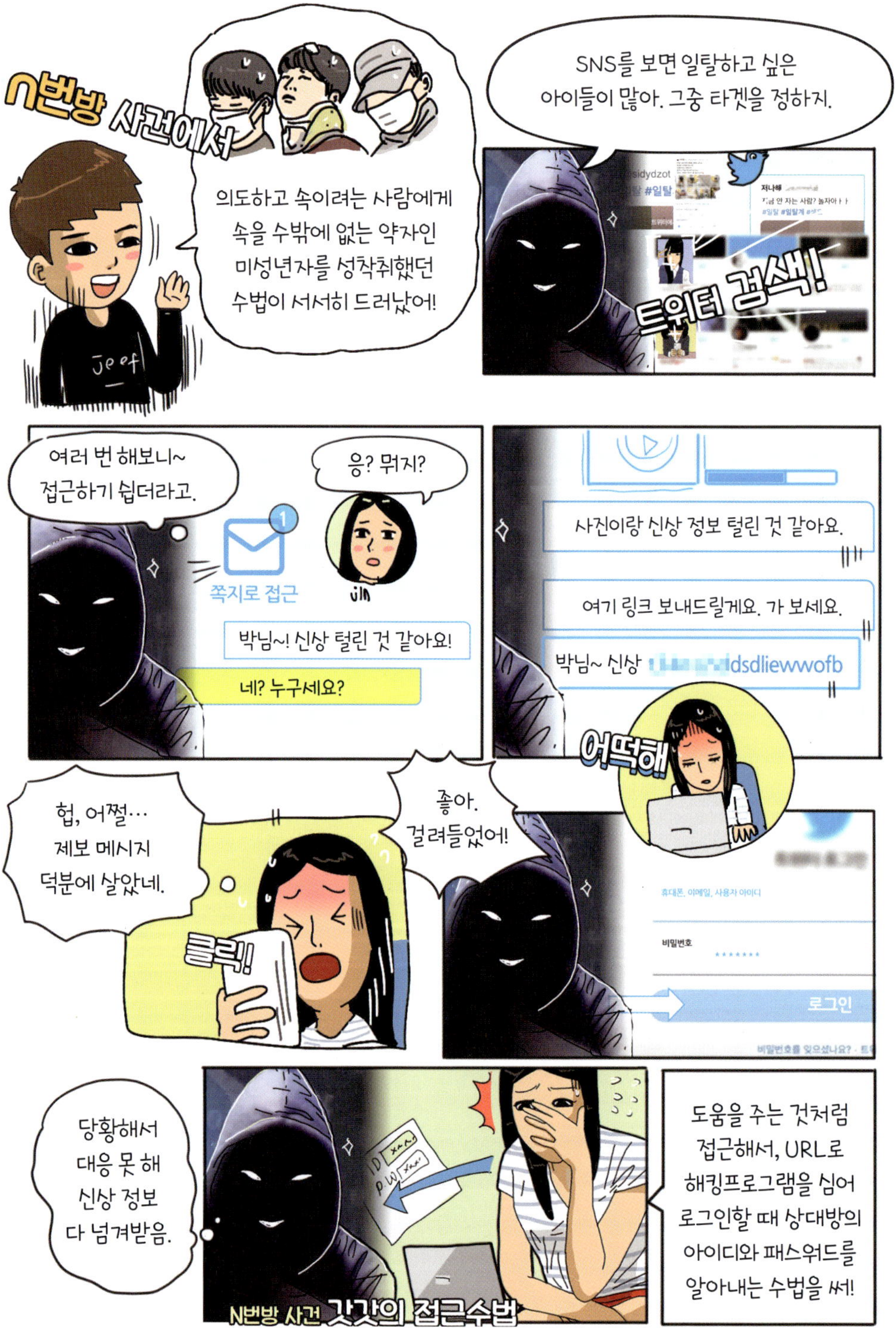

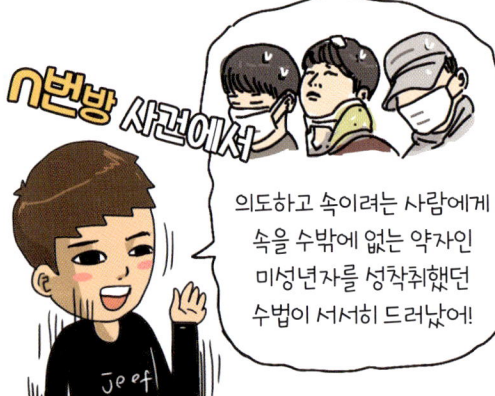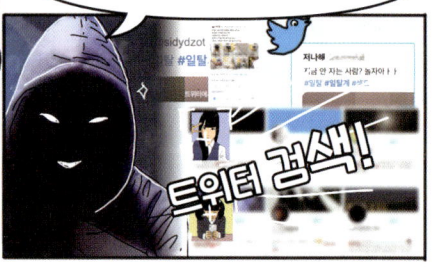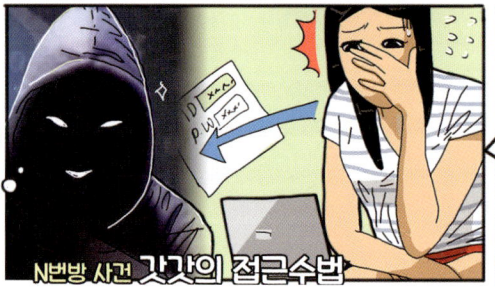

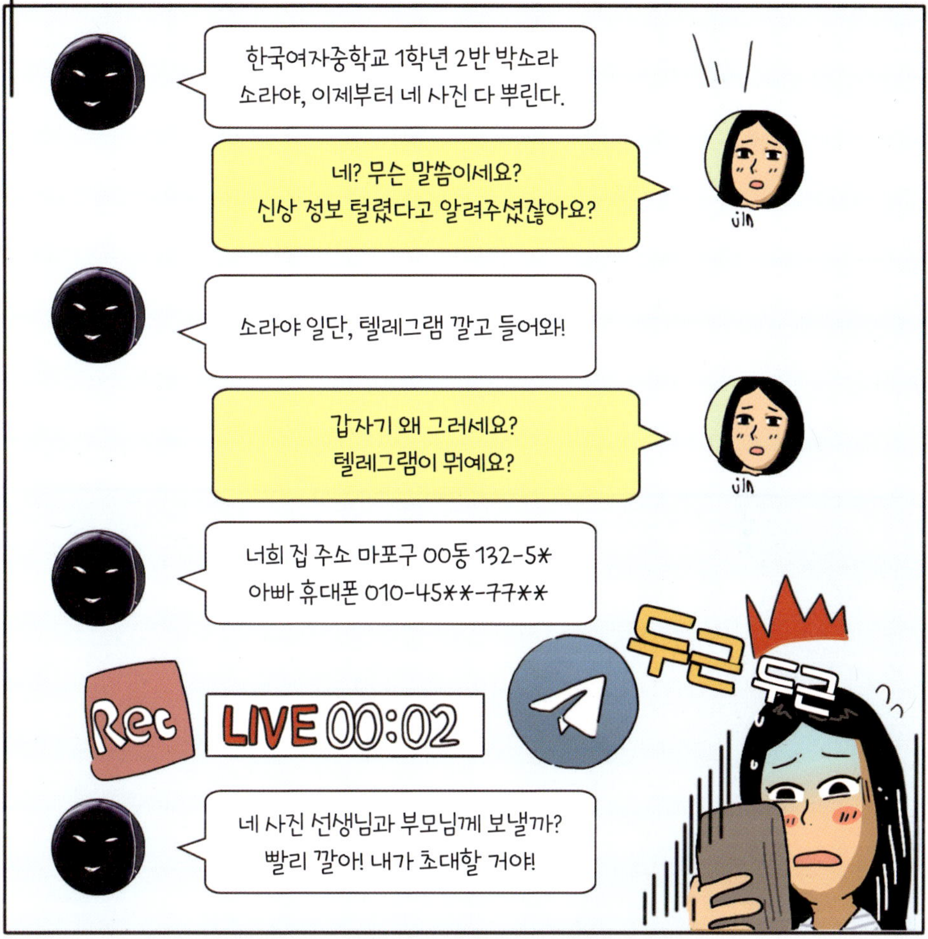

한국여자중학교 1학년 2반 박소라 소라야, 이제부터 네 사진 다 뿌린다.

네? 무슨 말씀이세요?
신상 정보 털렸다고 알려주셨잖아요?

소라야 일단, 텔레그램 깔고 들어와!

갑자기 왜 그러세요?
텔레그램이 뭐예요?

너희 집 주소 마포구 OO동 132-5*
아빠 휴대폰 010-45**-77**

Rec LIVE 00:02

두근두근

네 사진 선생님과 부모님께 보낼까?
빨리 깔아! 내가 초대할 거야!

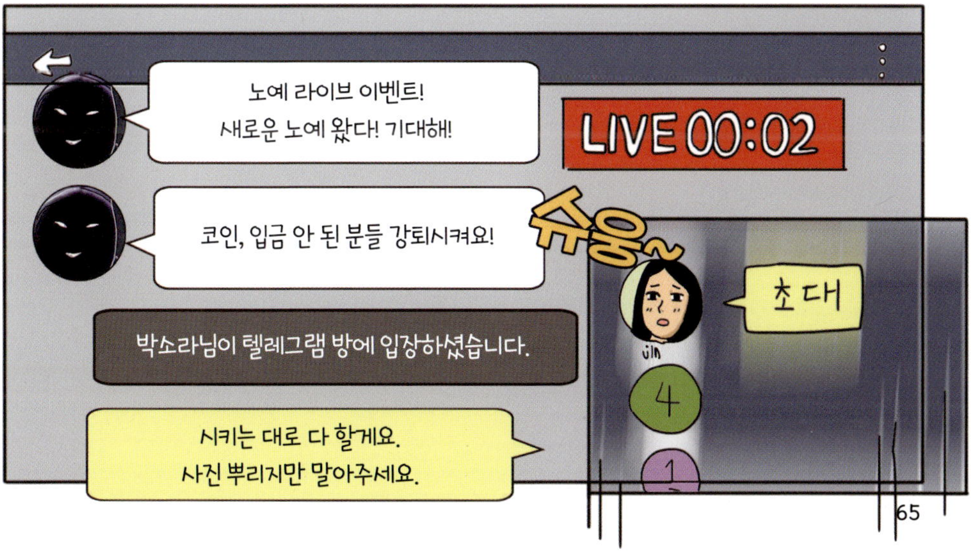

노예 라이브 이벤트!
새로운 노예 왔다! 기대해!

LIVE 00:02

코인, 입금 안 된 분들 강퇴시켜요!

슈웅~

박소라님이 텔레그램 방에 입장하셨습니다.

초대

시키는 대로 다 할게요.
사진 뿌리지만 말아주세요.

LIVE 00:02

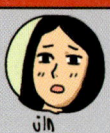
벗고 찍은 사진을 보내라고요?
제발요! 삭제해 주세요!

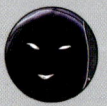
빨리 안 올리면 대한민국에서
제일 유명하게 만들어 줄게!

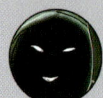
오~,
새로운 노예쇼!

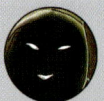
빨리 시작해!

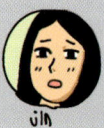
제발 부탁드릴게요!

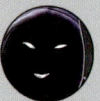
소라야, 빨리 시작해.
선생님과 부모님께 연락하기 전에!

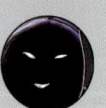
노예 라이브 이벤트!
새로운 노예 왔어요! 기대해 주세요!

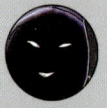
코인 입금해 주세요.

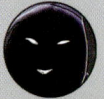
소라야! 얼른 해!
두 번 말 안 해!

10, 9, 8

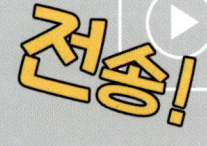
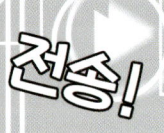

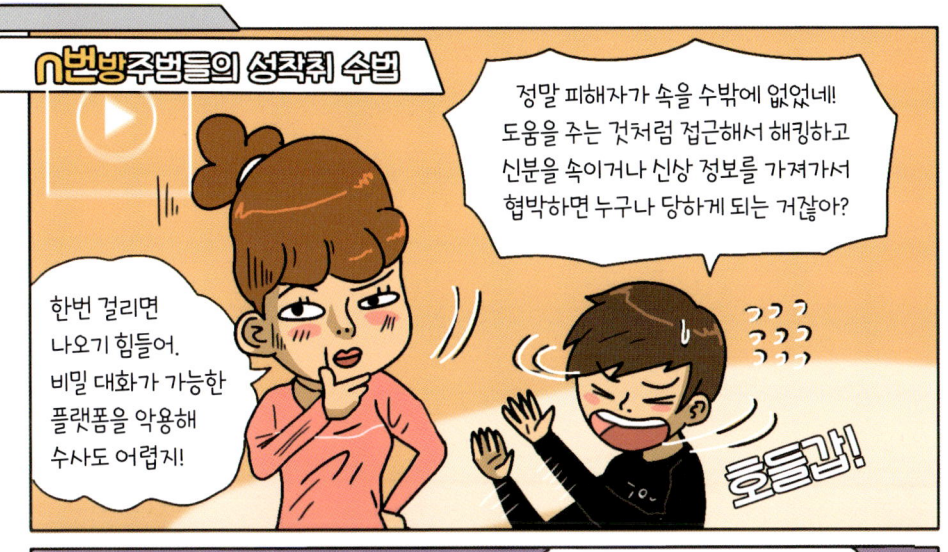

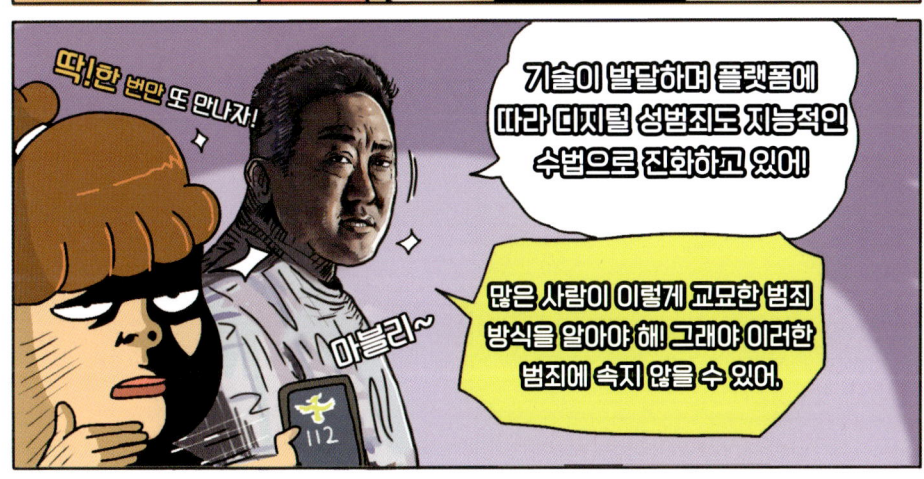

일상으로 들어온 디지털 성범죄는 우리 모두의 문제입니다.

피해자를 보호하고 디지털 성범죄 피해를 예방하기 위해 더 이상 방관해서는 안 됩니다. 우리의 감시가 소홀해지면 제2의 n번방 사건은 다시 일어날 것입니다.

7장 개인 방송 따라 하기!

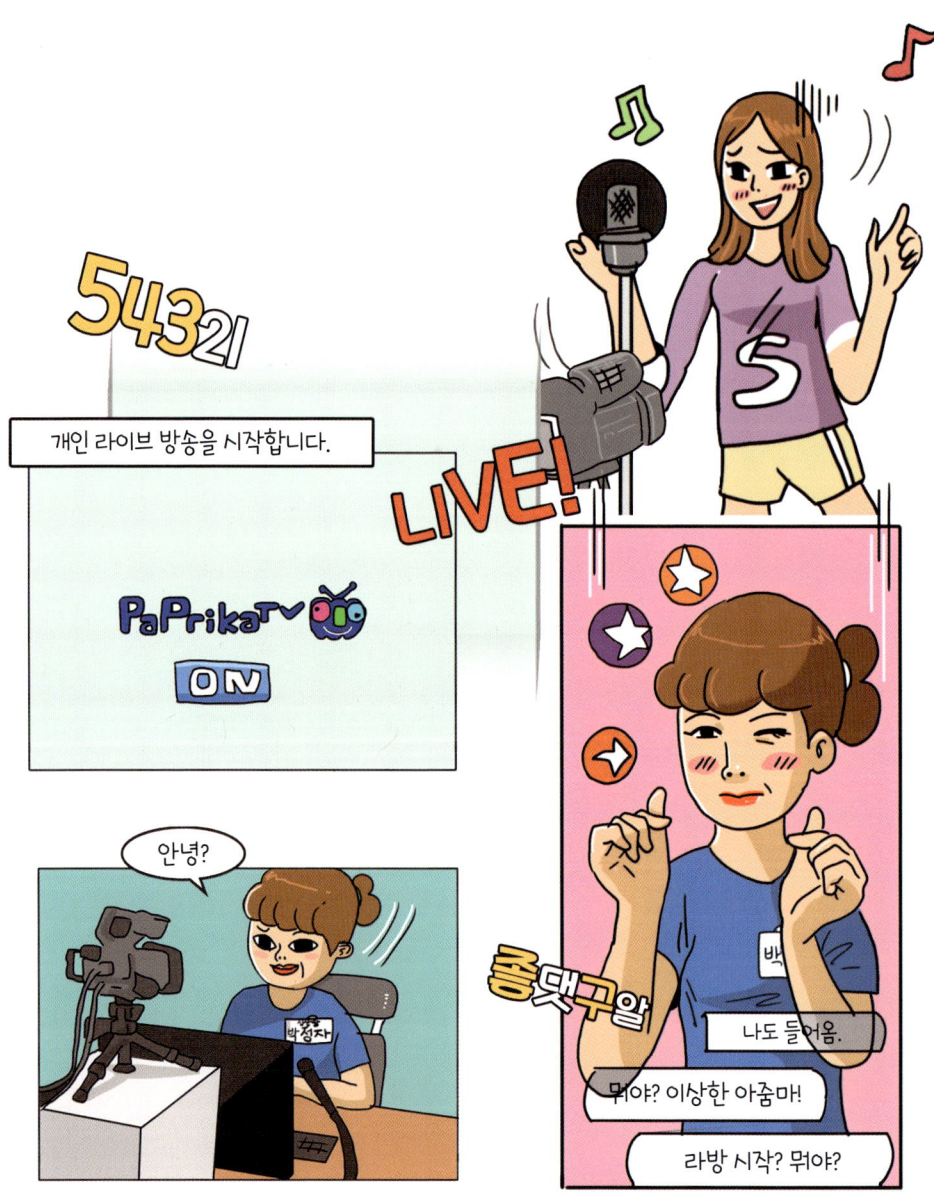

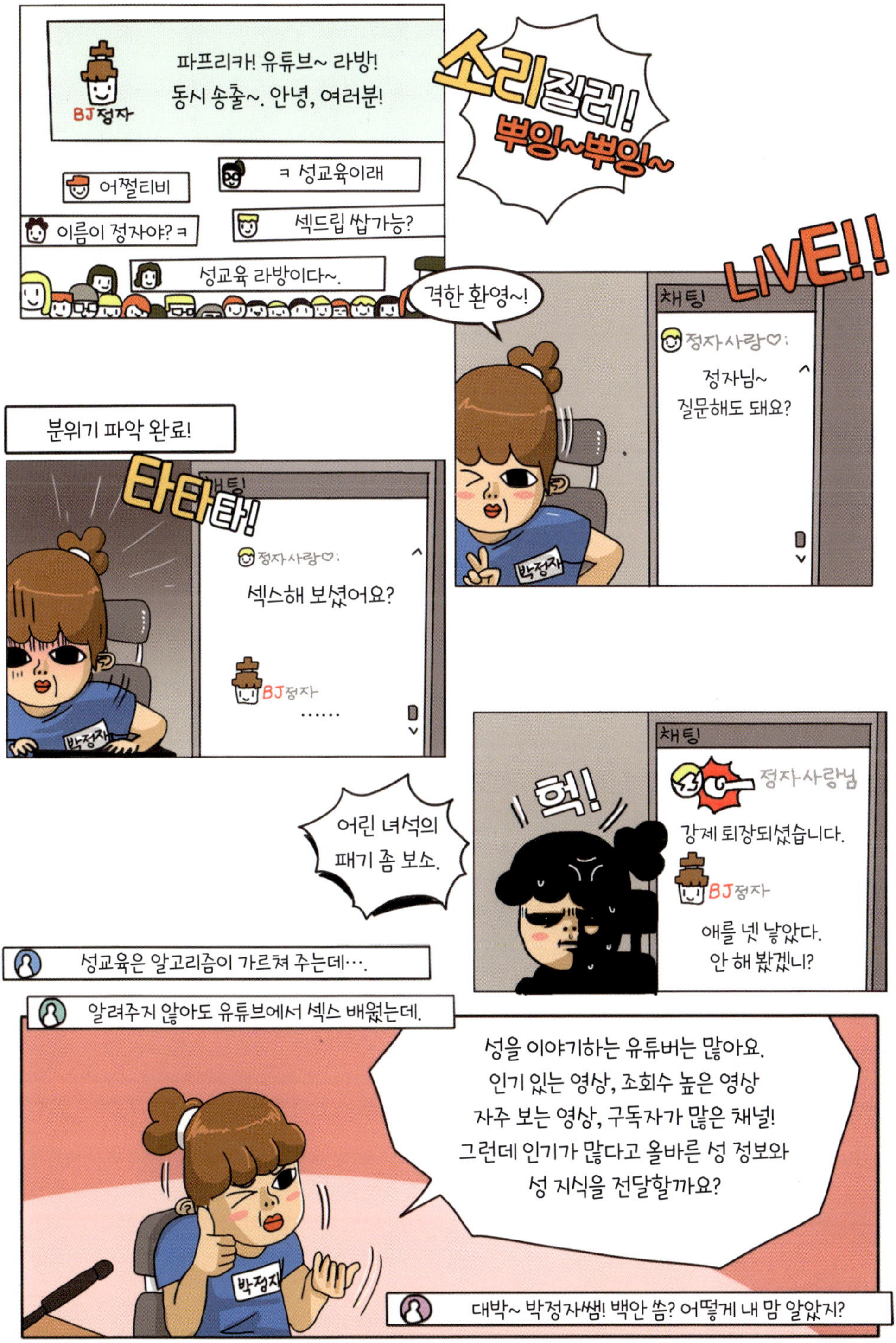

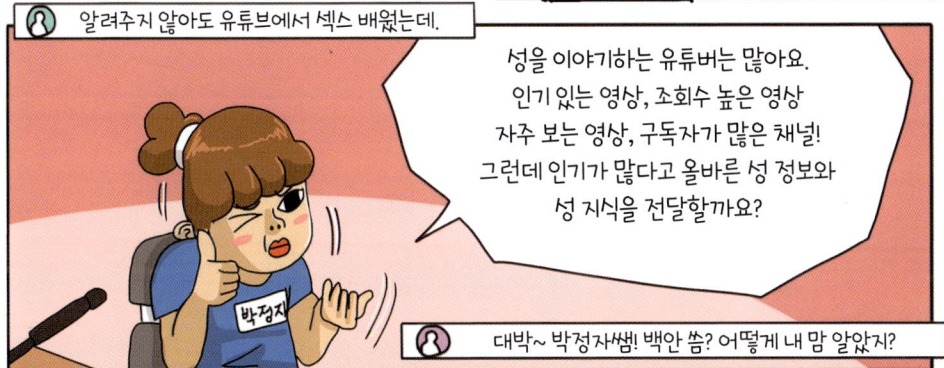

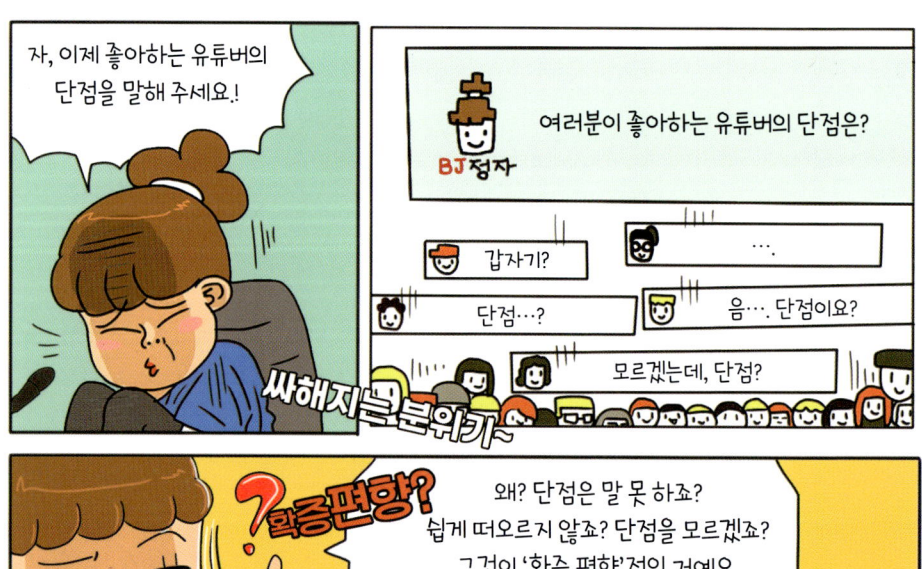

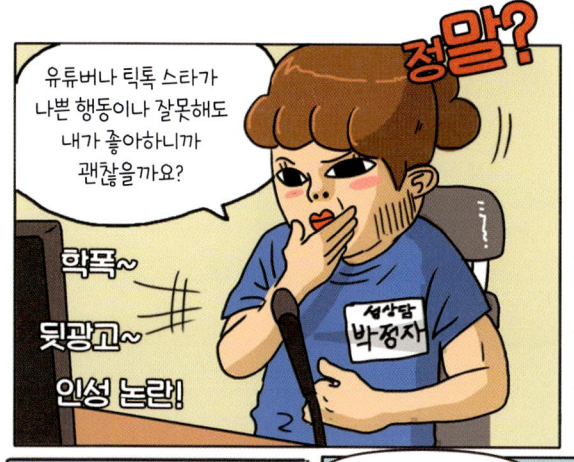

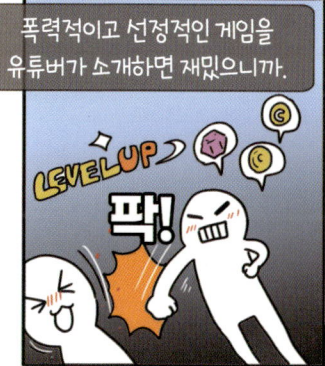
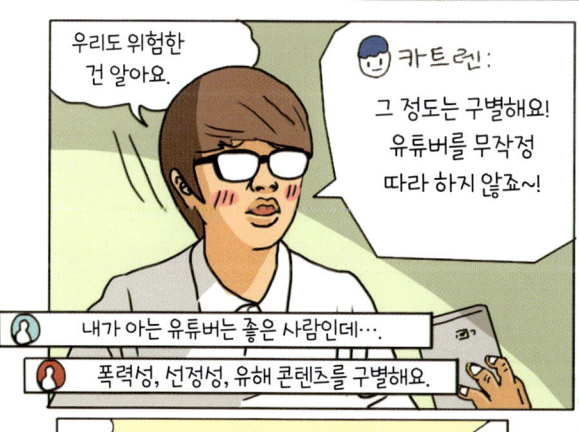
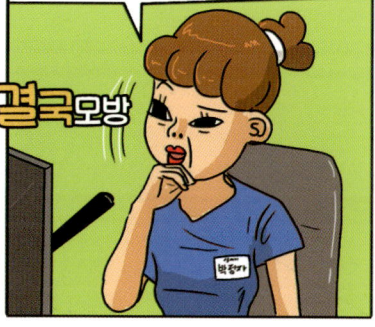

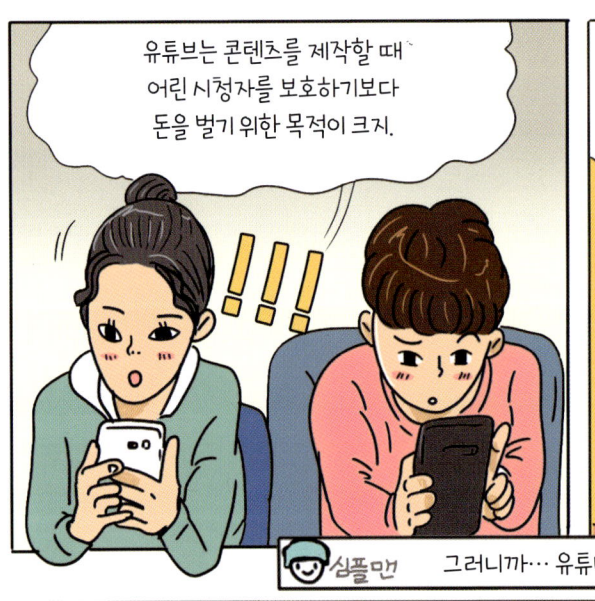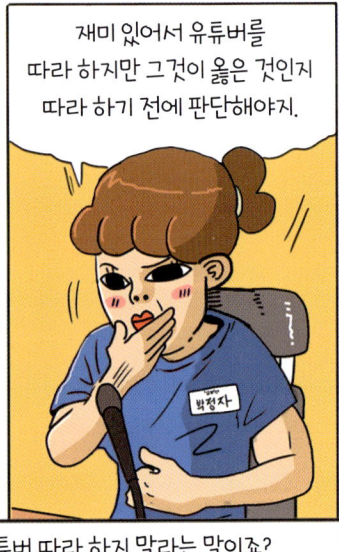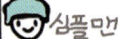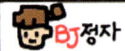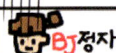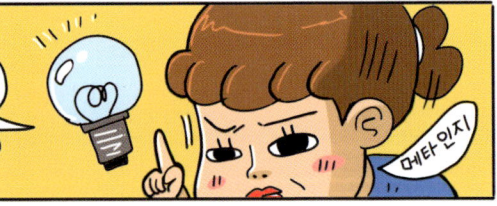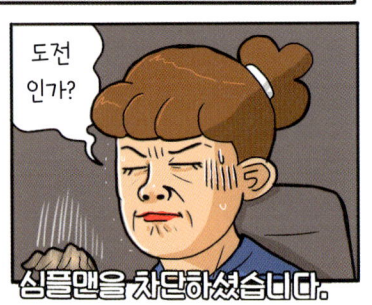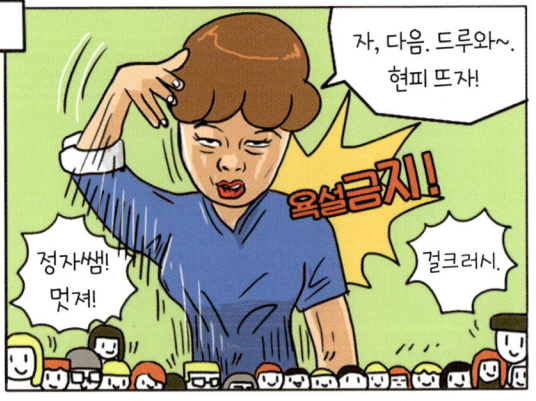

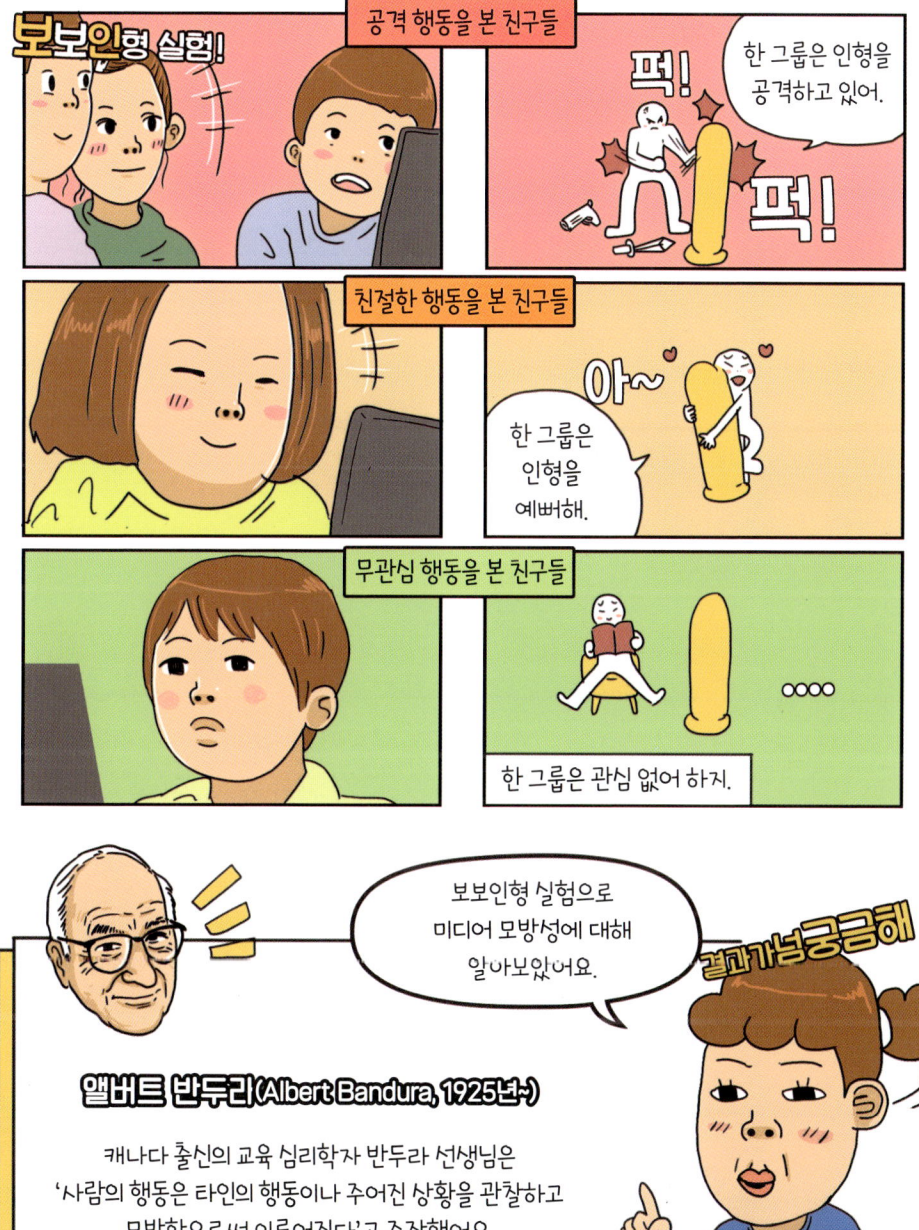

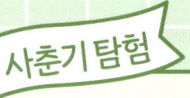

유튜브 볼 때 가이드라인

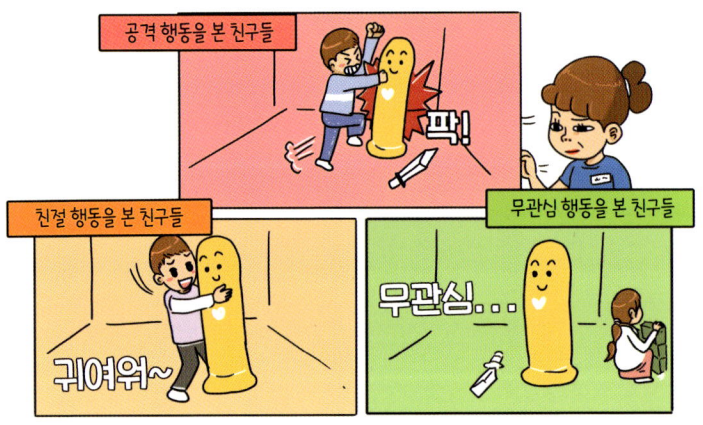

보보 인형 실험 결과

공격 행동을 본 아이는 그대로 인형을 보자마자 공격을 시도했고, 친절한 행동을 본 아이는 인형을 보살펴 주었어요. 그리고 무관심 행동을 본 아이는 인형에 관심을 두지 않았어요. 이 실험 결과를 통해 미디어의 영향력이 크다는 것을 알게 되었습니다.

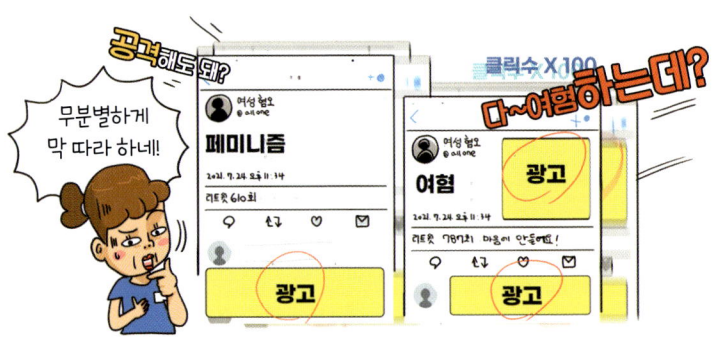

절대 따라 하면 안 되는 행동!

게임이나 유튜브, SNS를 하며 온라인에서 유행되는 행동이나 유행어를 따라 하고 있나요? 친구들이 하니까 나도 해야 할까요?

약자를 공격하며 여론을 형성하거나, 미성년 아이들이 보면 안 되는 영상을 본다거나, 마치 놀이처럼 나쁜 문화를 만들고 함께하자고 하지요. 그것을 이용하여 돈을 버는 어른들이 있기 때문이죠. 그래서 생각하지 않고 무분별하게 따라 하는 행동은 문제가 될 수 있어요.

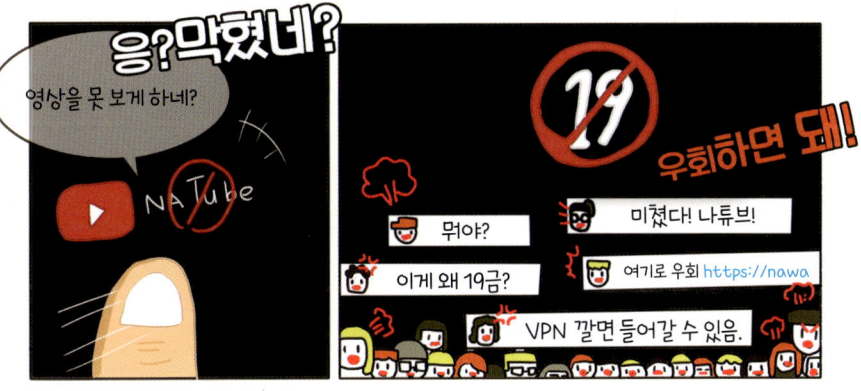

동영상을 시청하고 이용하다 보면 시청 제한이 걸려 있는 '19금 영상'이 있어요. 미성년자들이 볼 수 없는 이유가 분명히 있어요.
하지만 이러한 이유를 생각해 보지 않고 우회해서 보는 방법을 찾는 친구들이 있어요. 또한 이것을 능력이나 실력으로 생각하기도 하지요. 게다가 친구들이 한다고 무조건 따라 하면 불법이나 가해 행동을 나도 모르게 저지를 수 있어요.
온라인에서 무언가를 찾을 때는 한번 의심해 봐야 해요. 자신의 콘텐

츠에 댓글로 정보를 요구하고, 불법적으로 사이트를 홍보하는 일도 많아요. 좋은 정보를 주는 것 같지만, 결국 어떤 목적을 이루기 위해 이용하려는 것이지요.

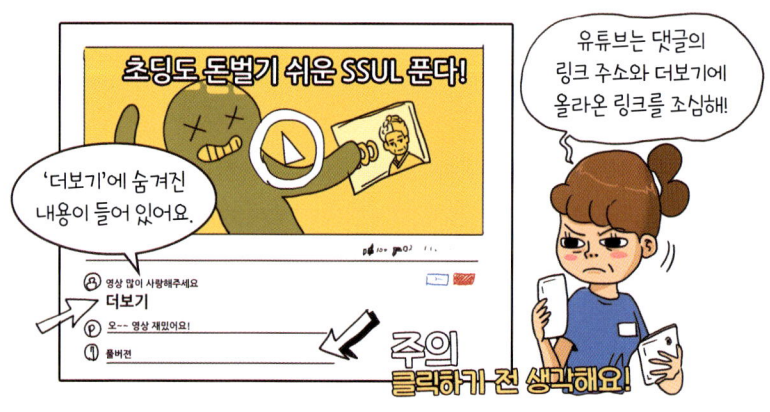

좋은 모방은 우리를 성장하게 하지만, 생각 없이 하는 모방은 범죄가 될 수 있다는 경각심을 가져야 해요.

우리는 보통 일상에서 만난지 얼마 안 된 사람을 따라 한다거나, 혼자만의 비밀을 친하지 않은 타인과 나누지 않아요. 우리는 오랜 시간 서로를 지켜보며 관계를 먼저 쌓아갑니다.

그런데 미디어에서 우리는 이런 관계를 쌓기도 전에 재미있다는 이유, 혹은 많은 사람이 좋아하기 때문에 유행처럼 쉽게 따라 하지요. 자신만의 기준이 필요해요. 나만의 기준을 세워 보아요.

 채널을 운영하거나 방송을 할 때 주의할 점은?

자료 출처: 십대여성인권센터 웹진

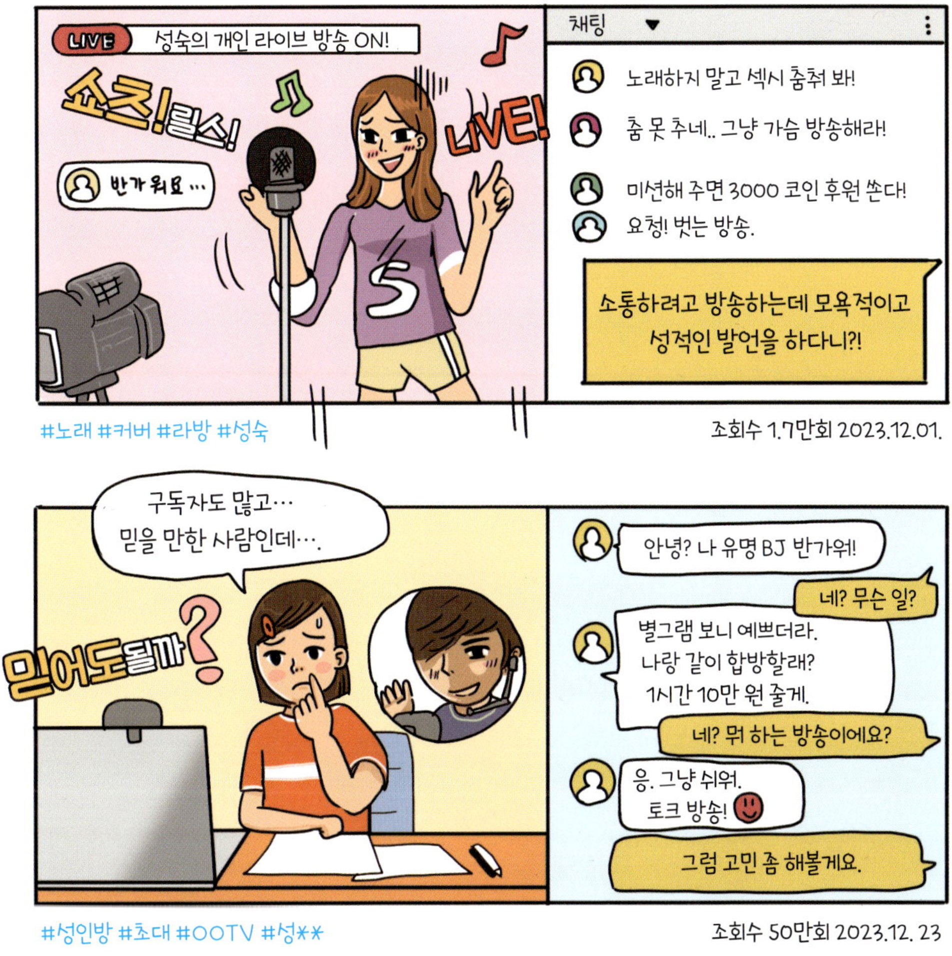

청소년이 채널을 운영하거나 방송을 하면 출연 제의, 아이돌 연습생 제안 등을 하는 사람들이 있어요. 우리 친구들의 기대와 꿈을 이용해 제안을 미끼로 삼는 사람들이지요. 성적 행동을 요구하고 욕설, 폭력을 행사한다면 플랫폼 내부 신고 및 차단 기능을 꼭 활용하세요!

8장
사이버 놀이터, 채팅앱에서 만난 사람들

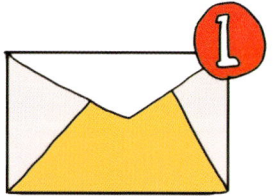

이 웹툰은 SBS 스페셜 방송 제작팀과 협의한 뒤에 이충민 작가가 전문가로 직접 인터뷰를 진행했어요. 수사담당관, 법률 전문가의 관리하에 만들어진 보고서입니다.
또한 이 웹툰은 이충민 작가의 개인적인 해석으로 재구성되었음을 밝힙니다.

채팅앱을 이용한 불법 성매매(조건만남, 애인대행) 청소년 대상 성범죄가 잇따르며 심각한 사회 문제로 떠오르고 있다.

최근 청소년 사이에서 인기를 끌고 있는 '즐톡' 등 스마트폰 채팅앱이 청소년들의 범죄의 온상이 되고 있어 대책 마련이 시급하다는 지적이다.

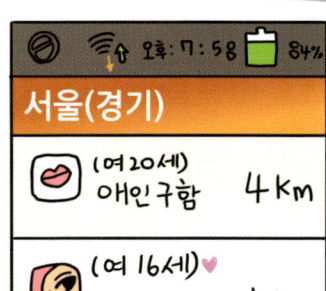
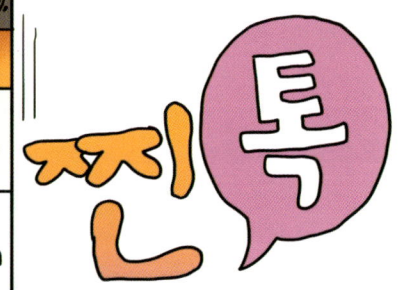

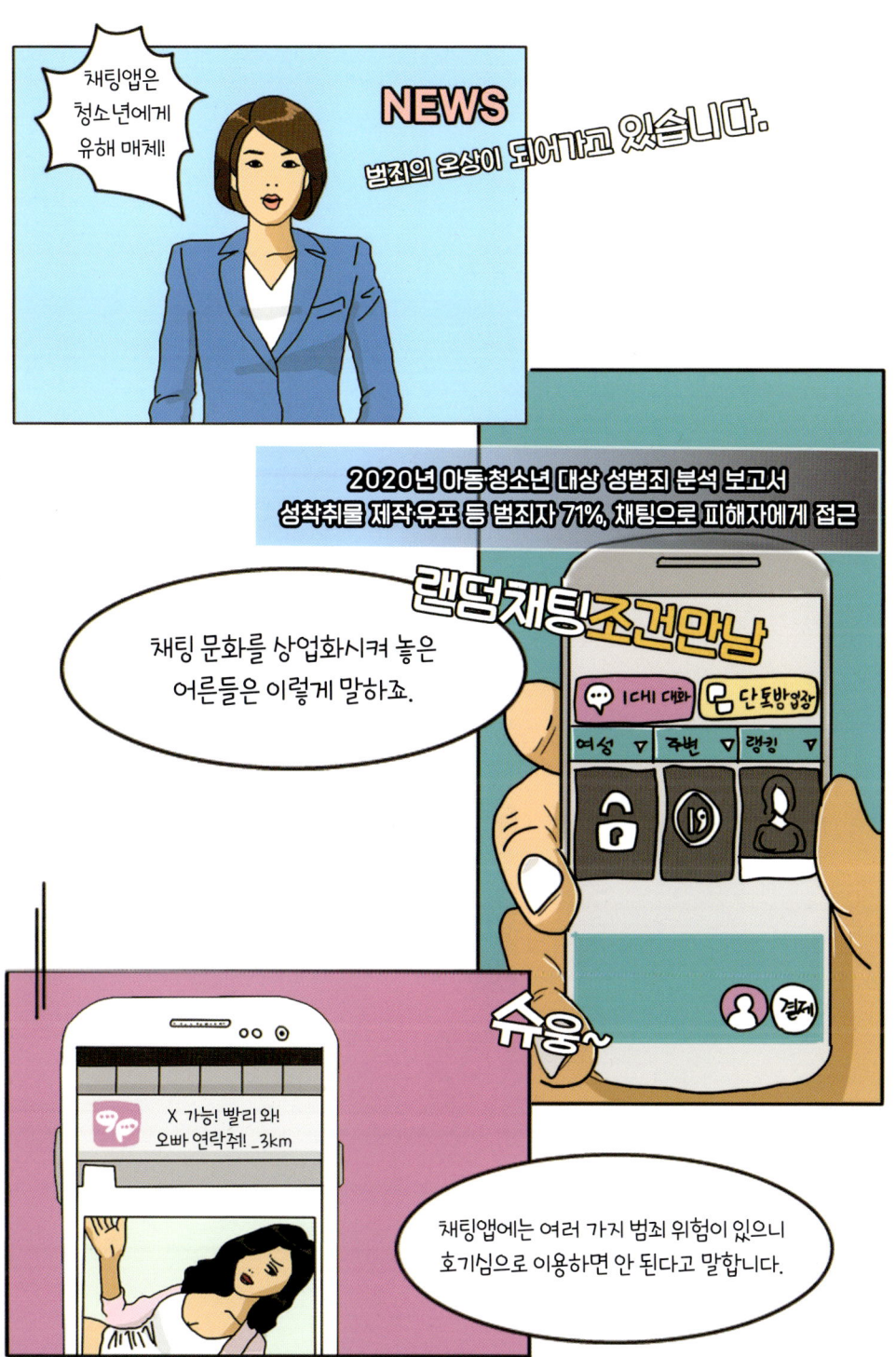

아이들에게 채팅은 소통의 수단이에요. 안전한 채팅 환경을 만들어주는 것이 필요하지만, 어른들이 채팅 자체를 문제로 지적하면 생각의 차이가 발생하지요.

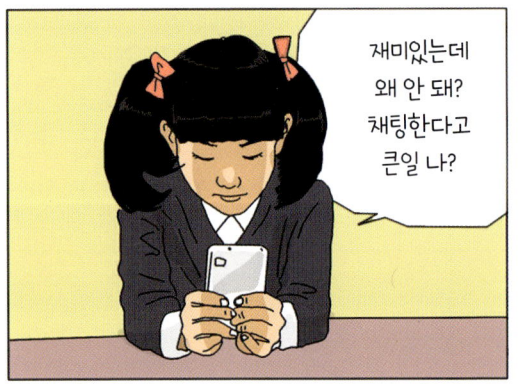

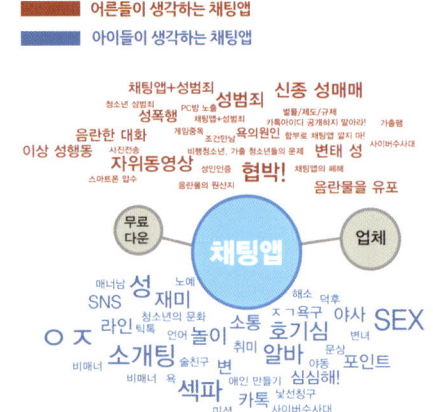

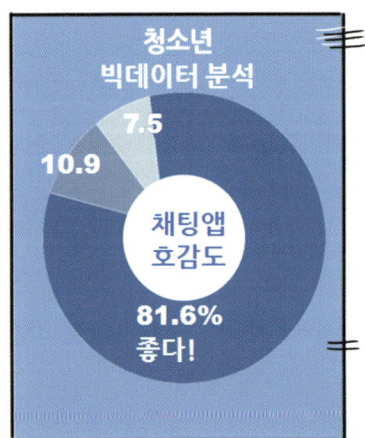

아이들에게 채팅앱은 친구를 사귀는 놀이터랍니다.

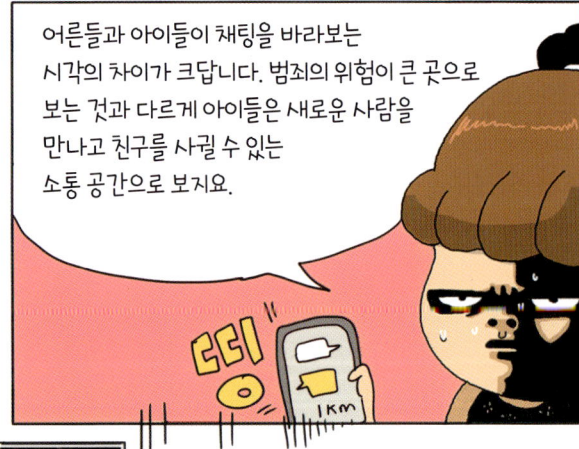

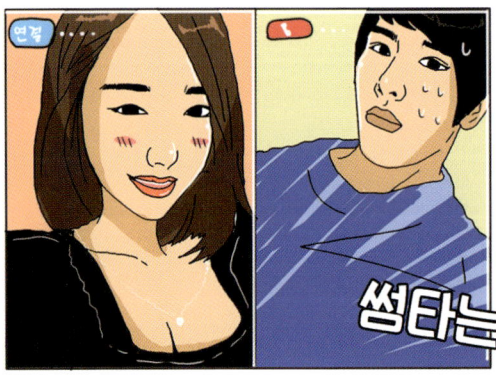

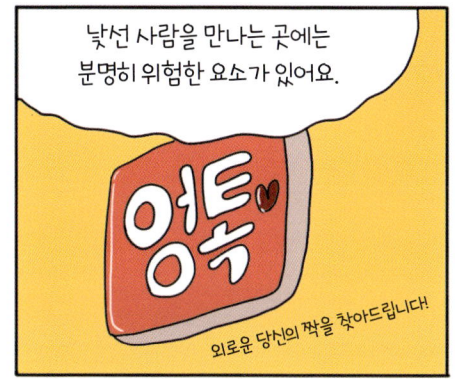

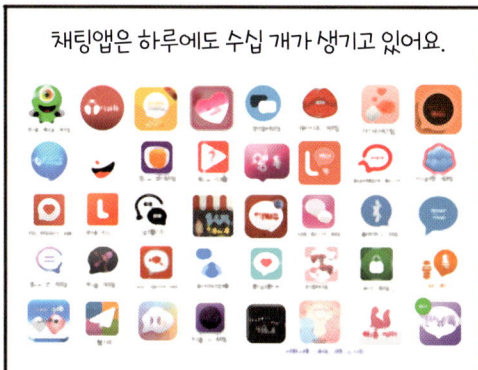

채팅앱은 연락처가 등록된 이용자끼리 메시지를 주고받는 일명 '카톡'과는 달리 별도의 성인 인증이나 본인 확인 절차 없이 나이와 지역, 대화명 등의 입력만으로 누구나 손쉽게 등록하고 실행할 수 있어요.

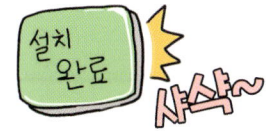

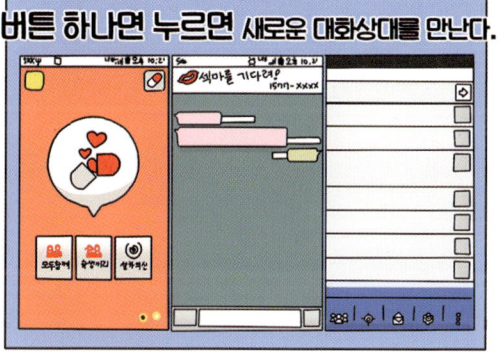

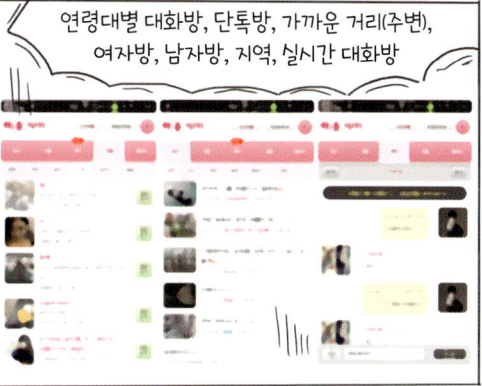

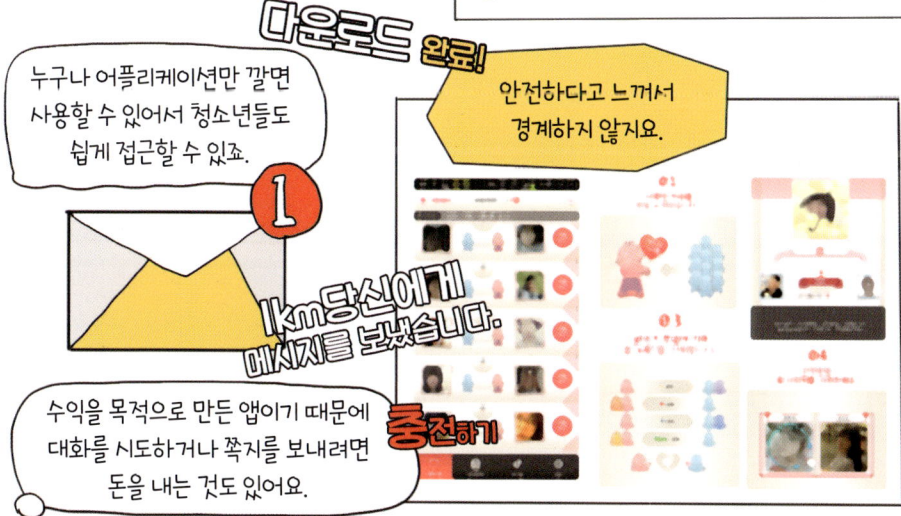

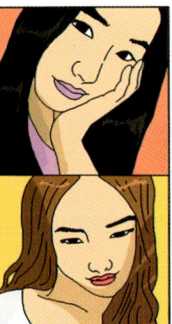

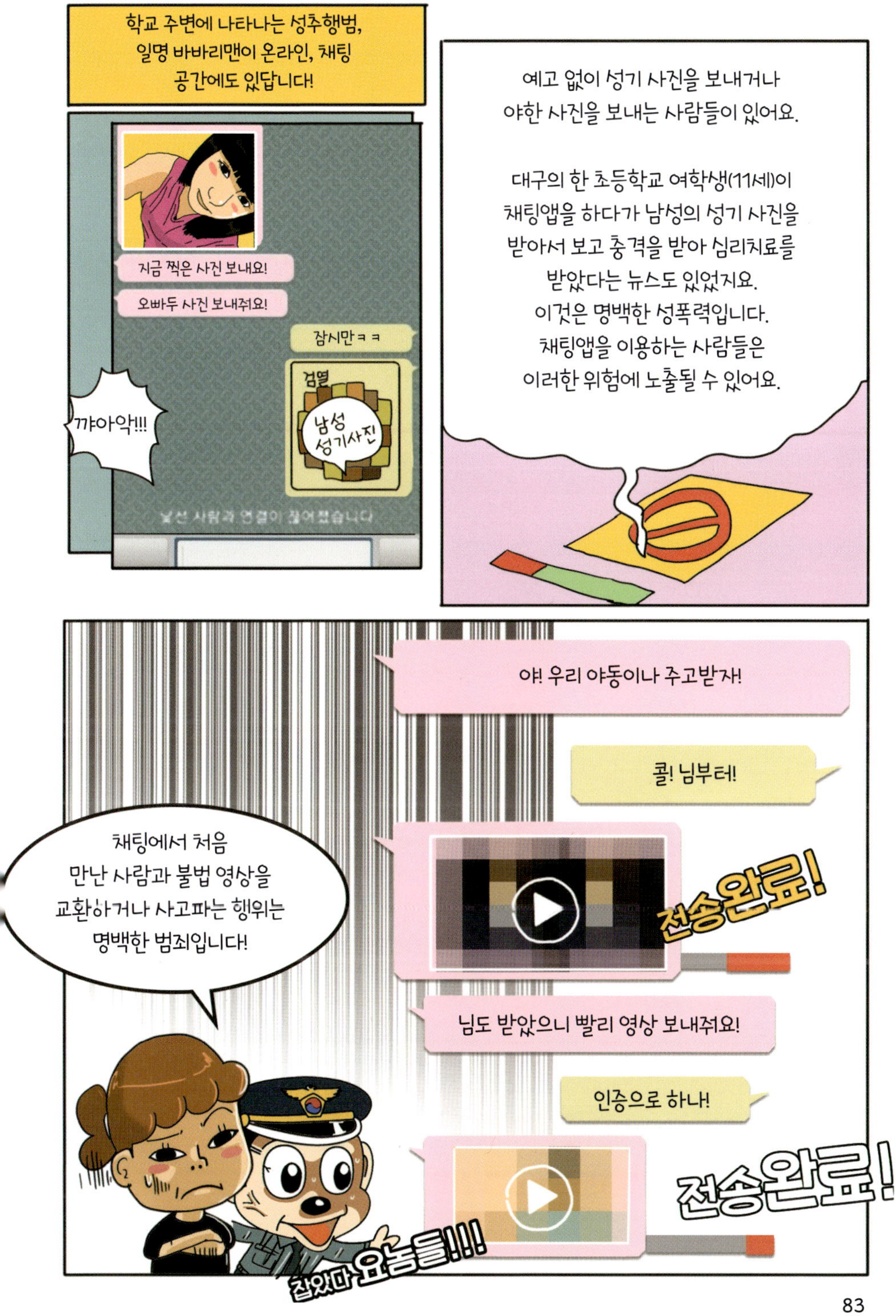

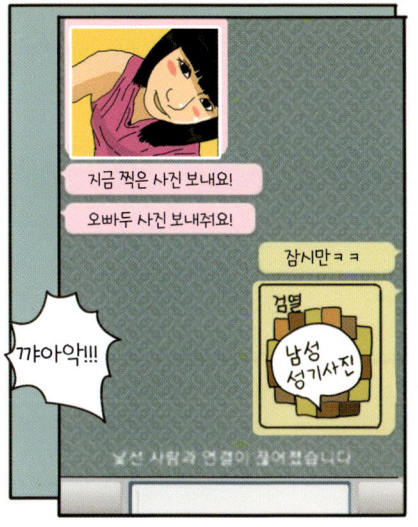

채팅앱 피해 사례

"철없었던 고등학생 때 랜덤채팅에서 했던 불법 촬영물 거래들이 너무 부끄러워요. 혹시 그 과거가 제 꿈에 걸림돌이 될까요? 지금은 너무 후회스럽습니다."

시간이 흐르고 나서 그때의 행동이 부메랑이 되어 돌아오는 것을 경험한 사람들이 있어요.

소율(가명, 16세)
친구들과 랜덤채팅 앱에서 새로운 친구들을 만나려고 했는데, 성기 사진과 함께 야한 대화를 한 사람들 때문에 충격을 받았어요.

민경(가명, 17세)
채팅앱을 통해 한 번 만났던 사람이 계속해서 보자고 해요. 저를 집요하게 스토킹 하고 있어요.

혜민(가명, 18세)
건전한 데이트라고 해서 만났죠. 노래방에서 성폭력을 당했어요. 지금까지 가해자를 처벌하기 위해 소송을 진행하고 있어요.

지민(가명, 17세)
여자친구를 사귀었고, 만나러 나갔다가 성인 남성 5명에게 구타당했어요.

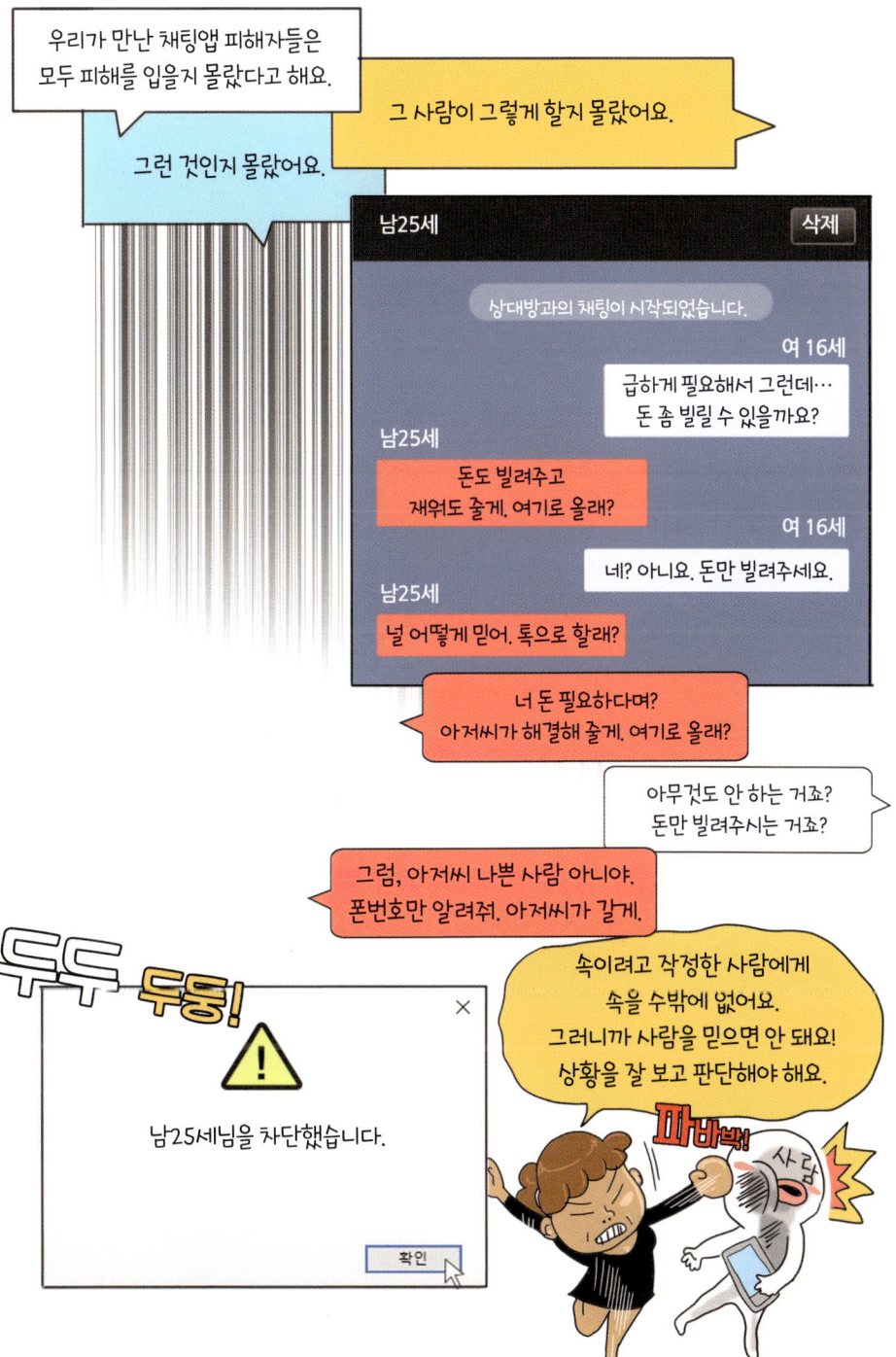

인터뷰를 통해 만난 채팅앱 피해자들은 호기심과 새로운 사람을 만난다는 설렘, 재미있을 것 같아서 채팅앱을 했다고 해요. 하지만 대부분 채팅앱에서 발생할 수 있는 위험과 주의 사항에 관해서는 모르고 있었어요.

앞으로 새로운 친구를 사귀고 소통하는 오픈채팅, 메타버스, DM 등 채팅을 하기 전에 알아야 할 것이 있어요. 채팅의 위험성, 주의 사항을 확인하고 나를 보호하는 방법을 꼭 알아 두어요!

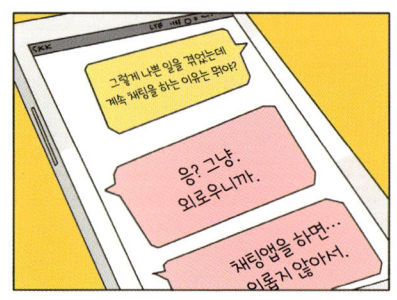

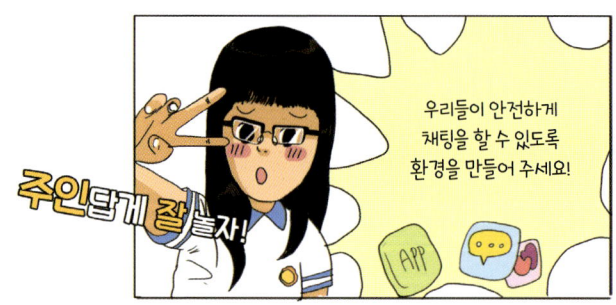

외로운 마음으로 채팅하기도 하고, 이성 친구를 사귀고 싶은 호기심에 채팅하지만, 채팅 공간에는 위험한 요소들도 있다는 사실을 알아야 합니다.

채팅으로 알게 된 사람들

⚠️ 안전한 만남

온라인(채팅앱, SNS DM) 채팅으로 알게 된 사람과 "영화 보자", "카페 가자" "노래방에 가자"는 것은 안전할까요?
안전하고 건전한 만남처럼 포장하는 것일 수 있어요. 또한 성적 행위를 요구하는 일도 생길 수 있어요.

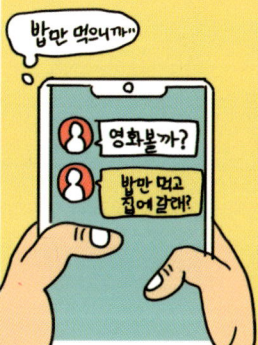

⚠️ 알바일까?

채팅으로 알게 된 사람이 용돈을 주겠다며, 아르바이트를 소개해 준다며, 몸을 만진다거나 사진을 요구한다면, 그것은 범죄입니다. 돈을 버는 것이 아니라 범죄 피해를 입을 수 있다고 생각해야 해요.

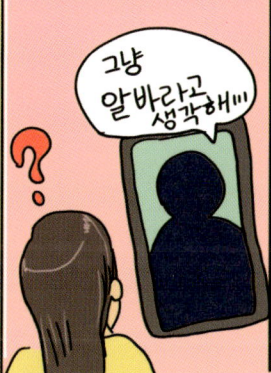

⚠️ 대리구매(댈구)

청소년이 구매하기 어려운 것을 어른에게 부탁하는 대리구매나, 수고비를 받는 것도, 금전 이외의 수고비 대신 조건 만남, 개인 정보 유출 등 범죄에 노출될 위험이 큽니다.

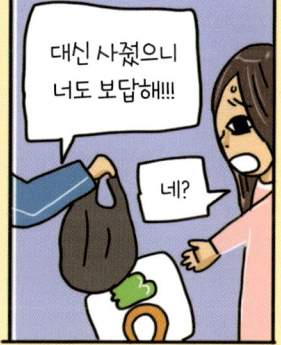

온라인에서 만난 사람에 관하여 기본 정보를 알고 있다고 해도 실제로는 잘 모르는 사람이에요. 오프라인 만남에서 어떻게 달라질지 누구도 알 수 없어요.
어떤 의도를 가지고 나왔는지 정확하게 알 수 없지요.
성적 행위, 불법 사진, 영상, 촬영 등 여러 위험에 노출될 수 있다는 것을 인지해야 합니다.

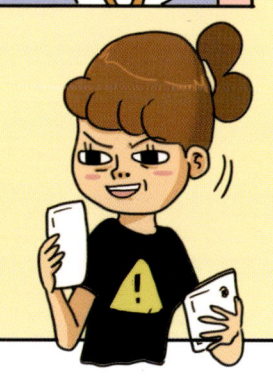

cybersatto 010-3232-1318 02)6348-1318 www.10up.or.kr

9장 유행어보다 언어의 품격 높이기!

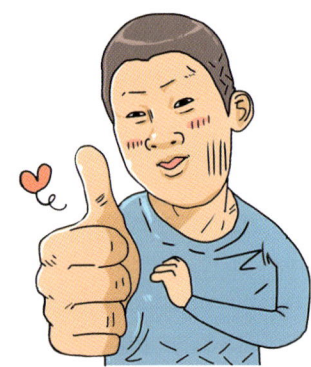
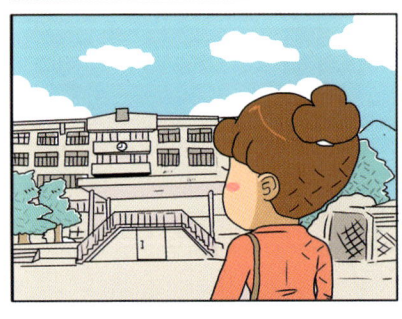
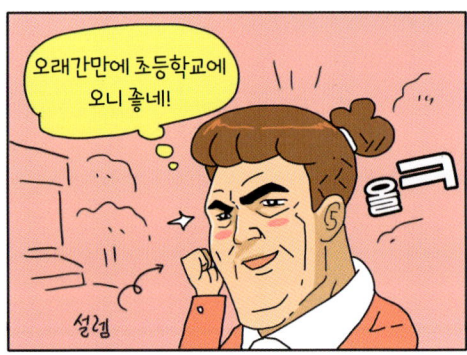
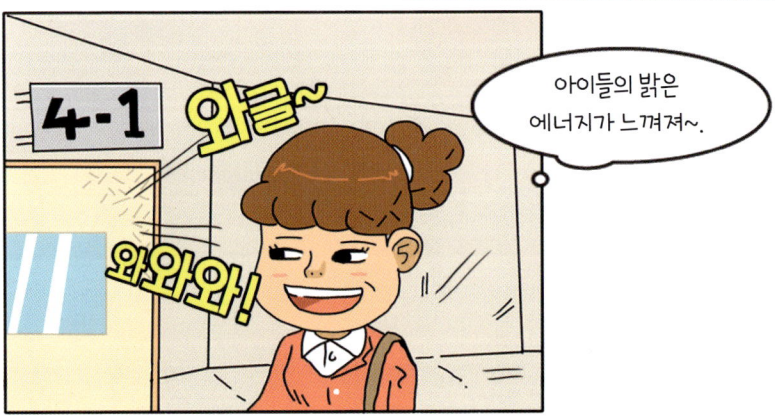

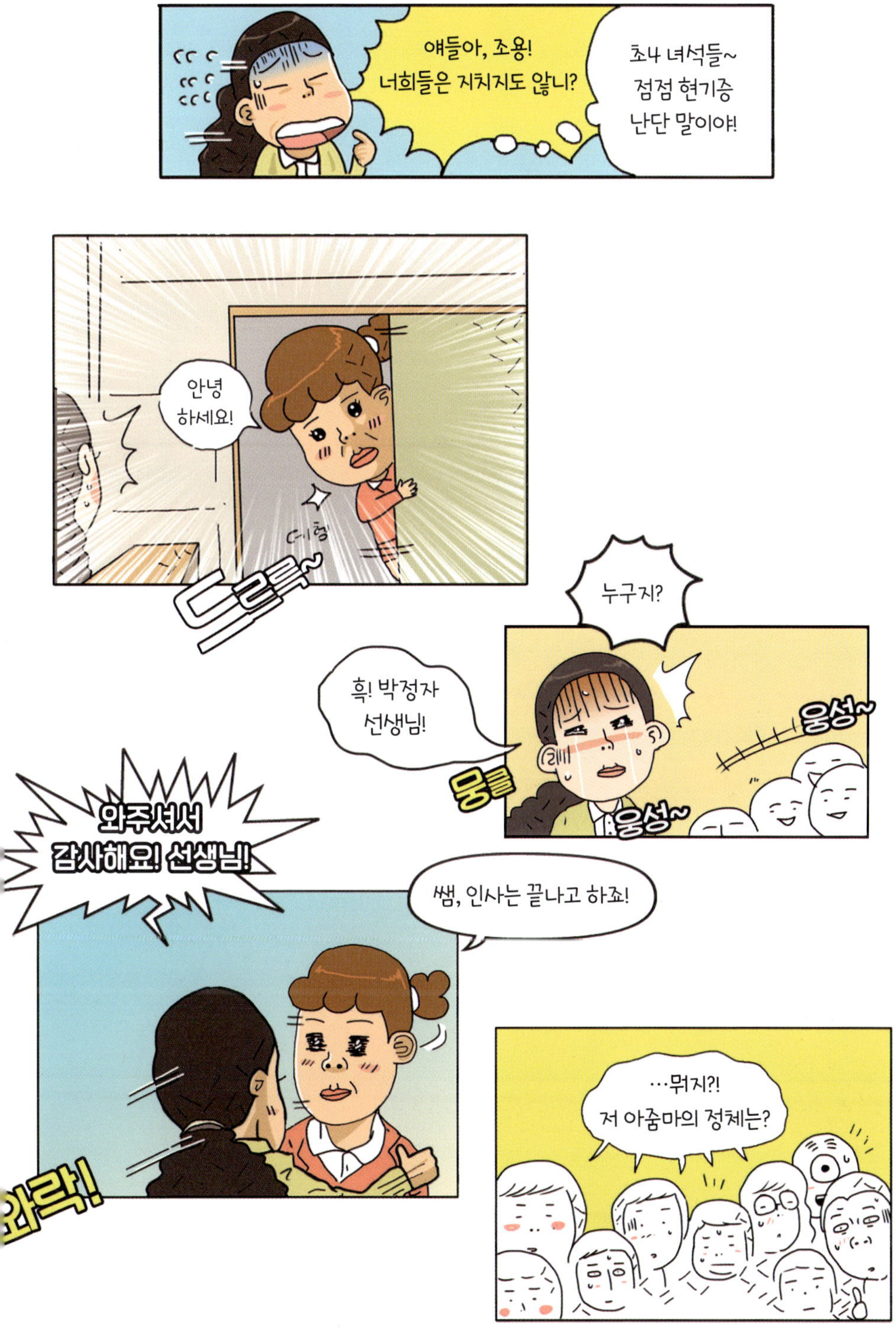

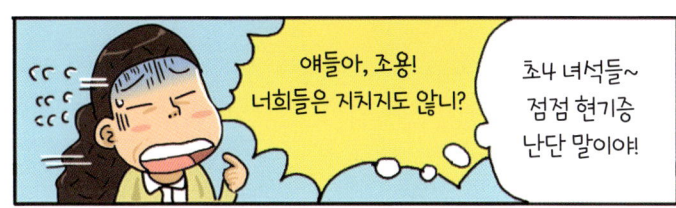

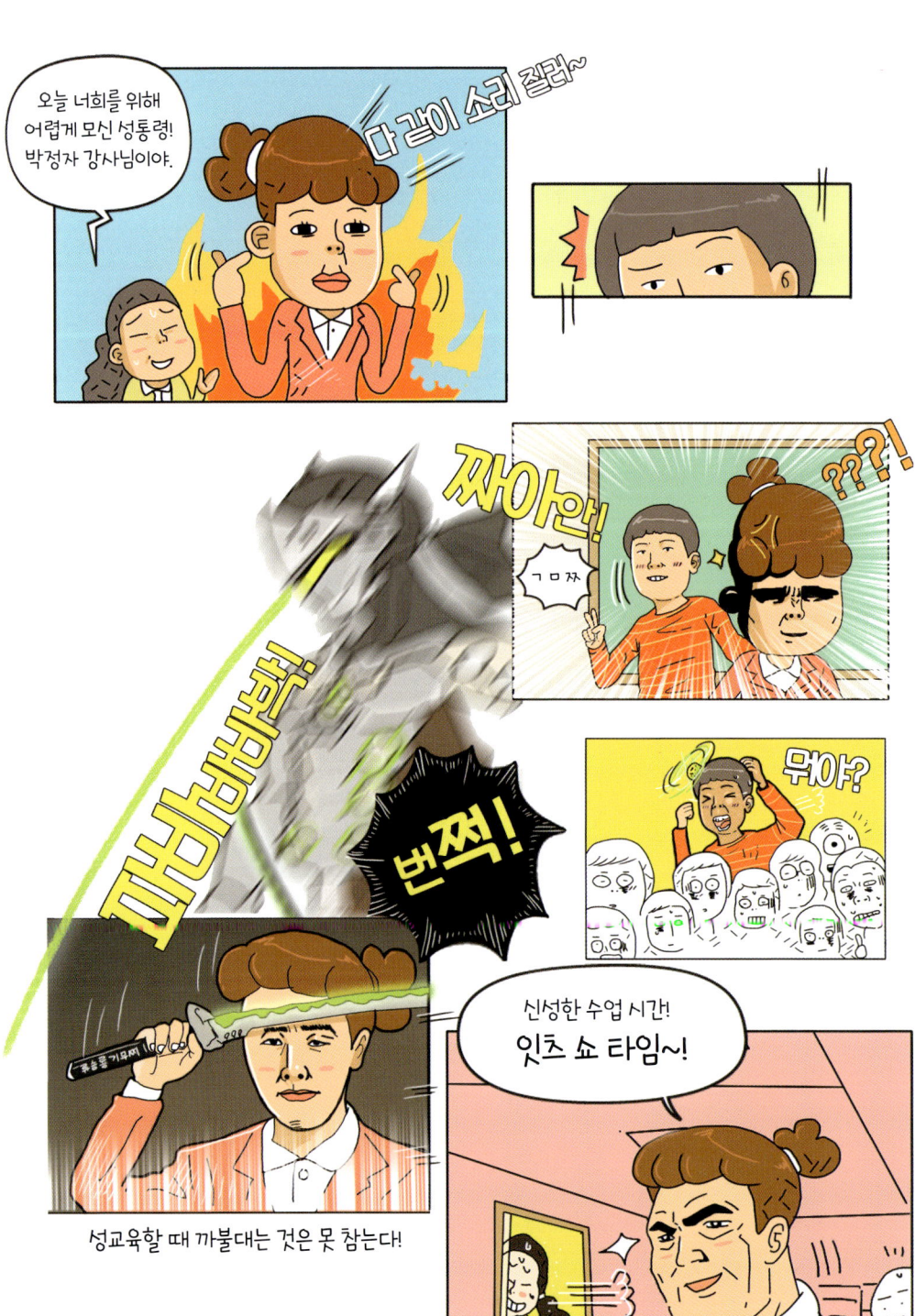

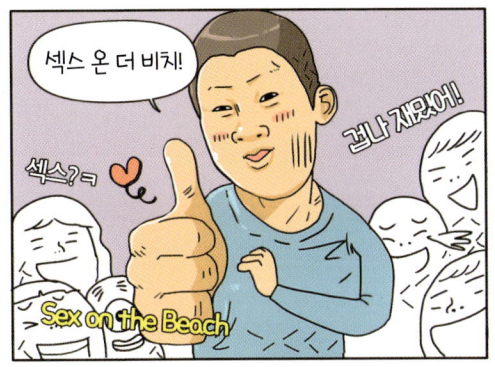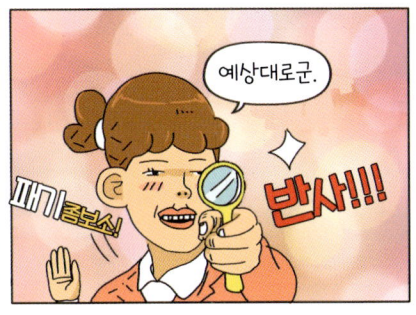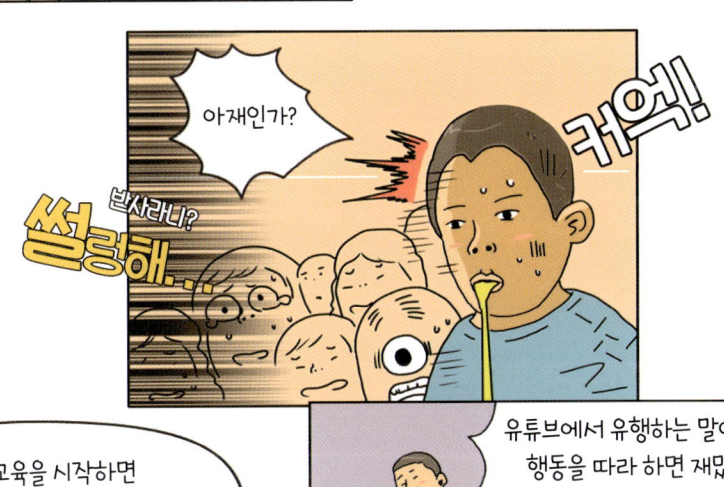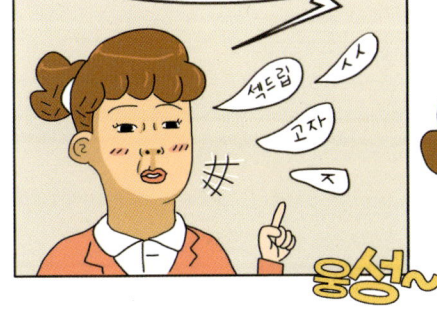

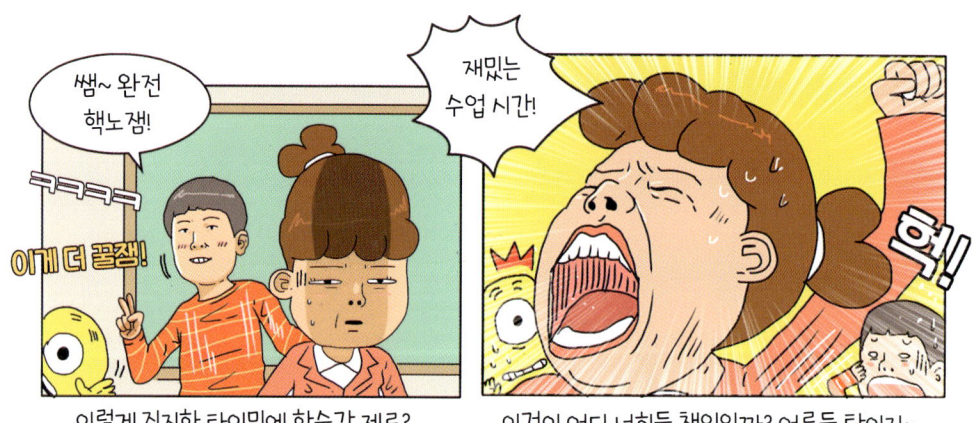
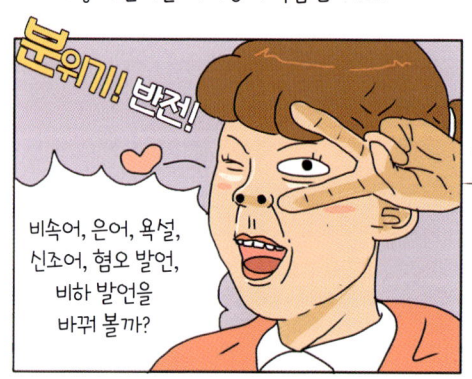

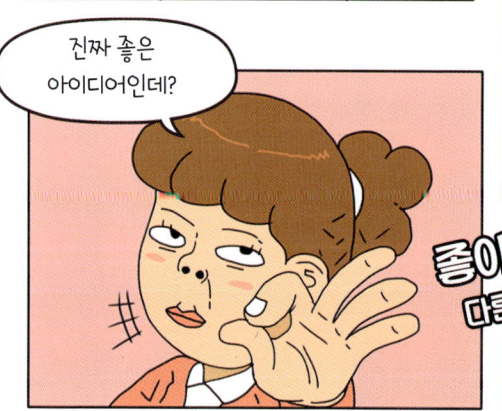
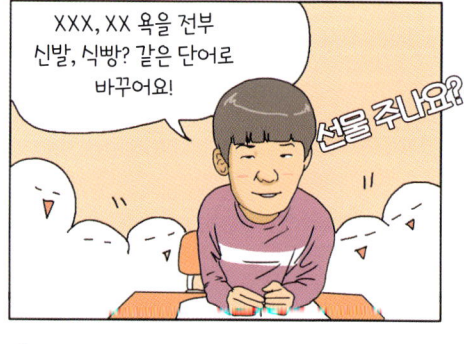
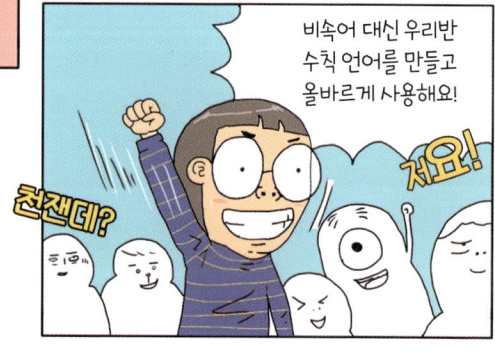

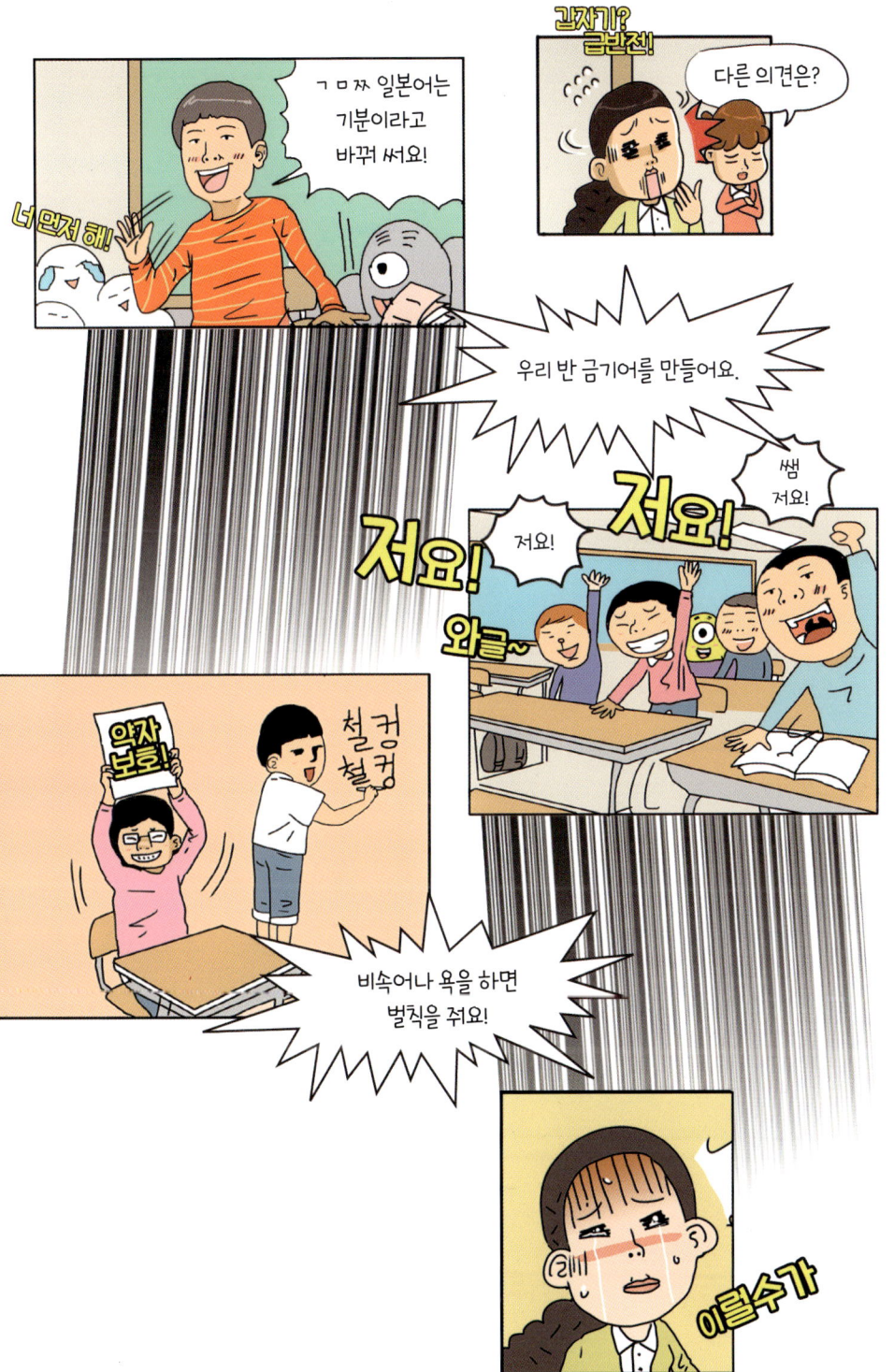

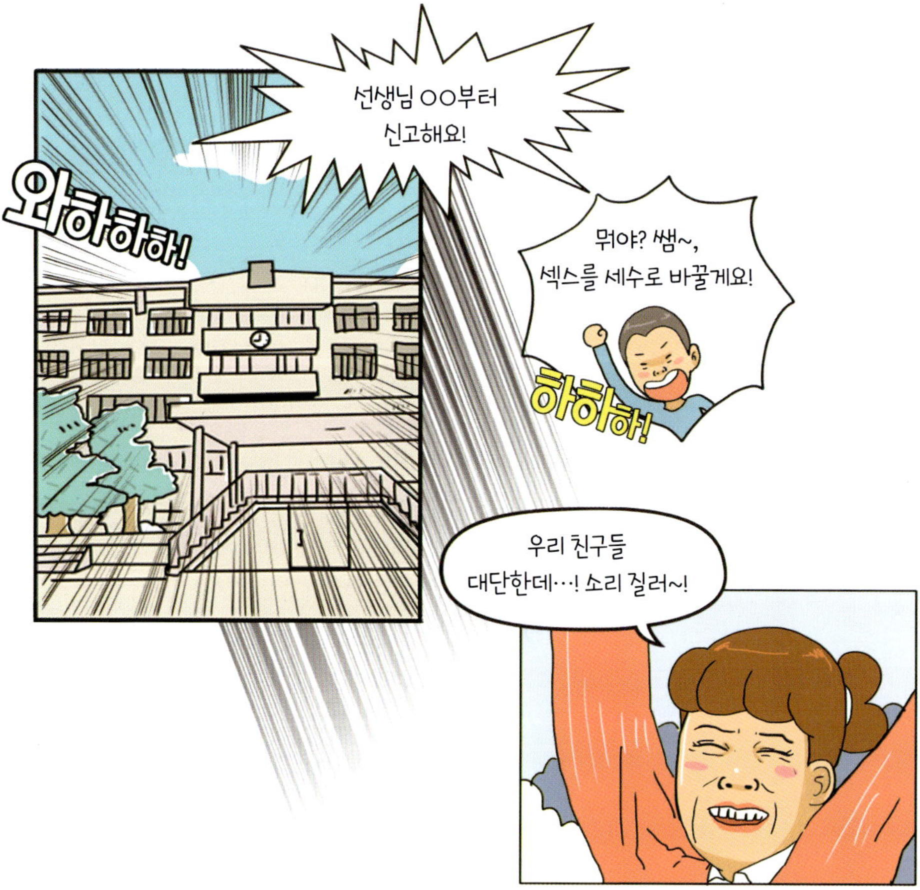

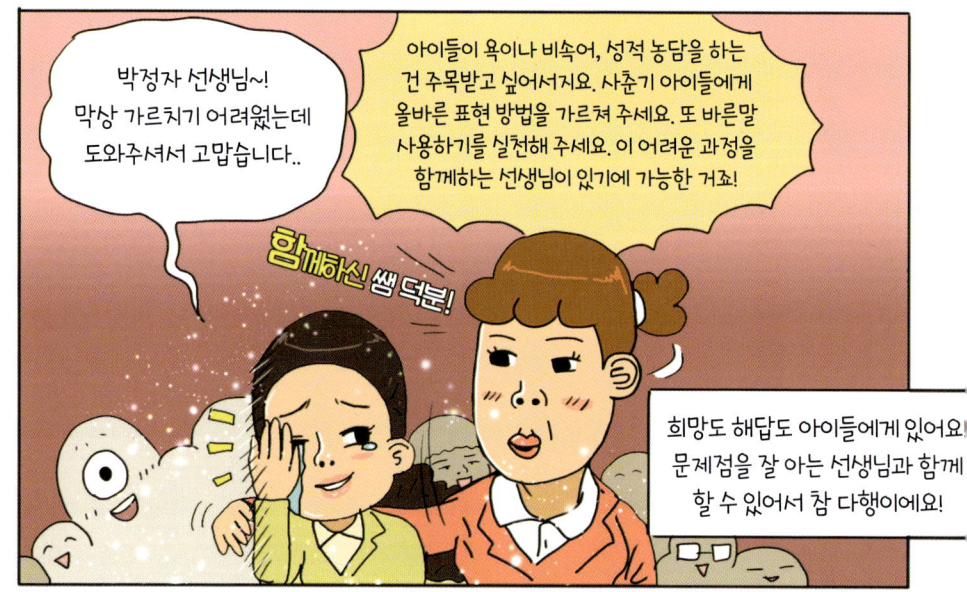

- 나는 주로 어떤 방송 혹은 동영상을 보는지 아래에 적어 보아요.

- 나는 이 방송에서 어떤 점을 가장 좋아하는지 생각해 보아요.

- 이 방송을 진행하는 사람은 어떤 사람인지 아래에 적어 보아요.

- 이 방송에서 들었던 불편한 언어를 좋은 표현으로 바꾸어 보아요.

- 만약 내가 방송이나 동영상을 만든다면 어떤 점을 유의하고 만들 것인지 생각해 보아요.

10장
메타버스에 따라온 성폭력

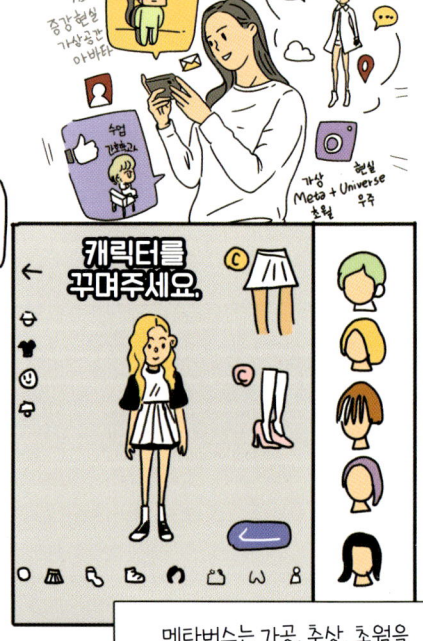

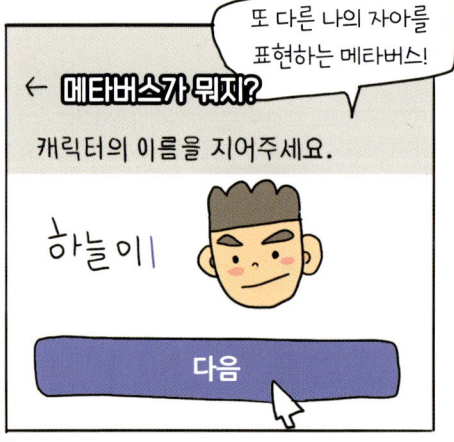

메타버스는 가공, 추상, 초월을 의미하는 '메타'와 현실 '세계'를 뜻하는 유니버스의 합성어로 가상 현실을 말합니다.

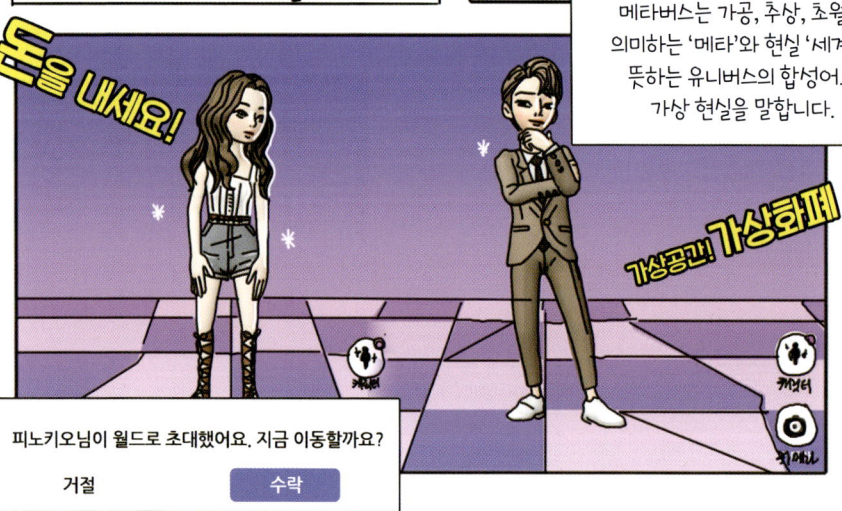

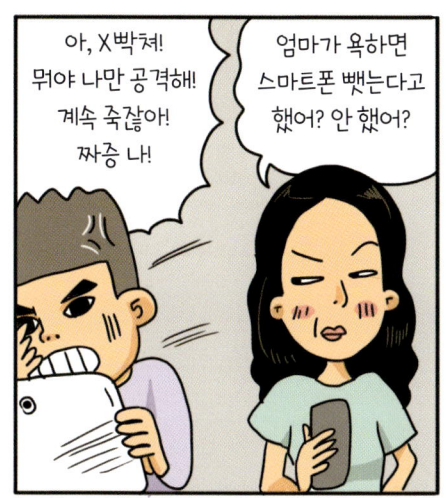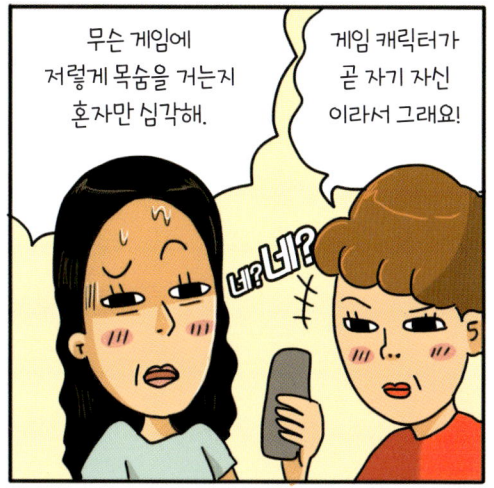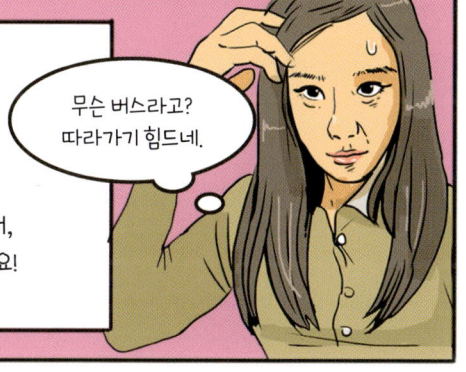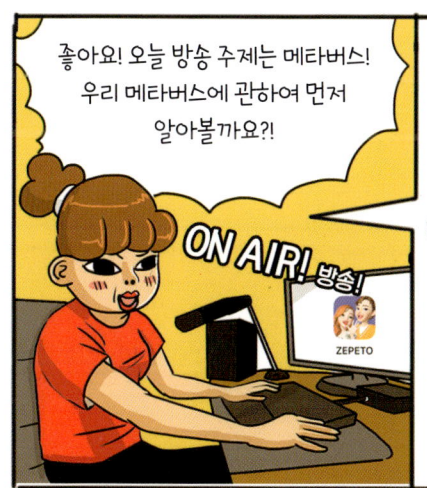

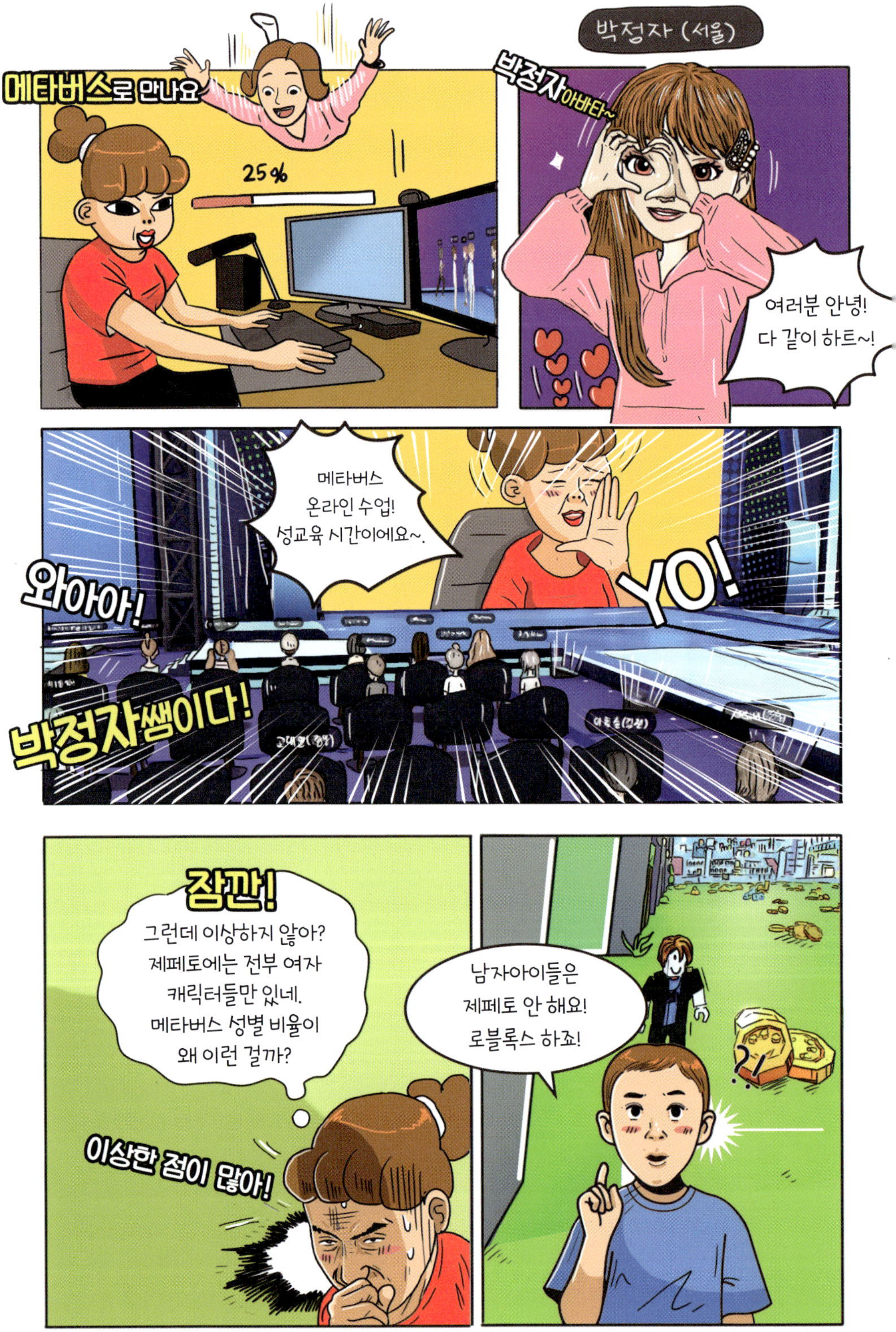

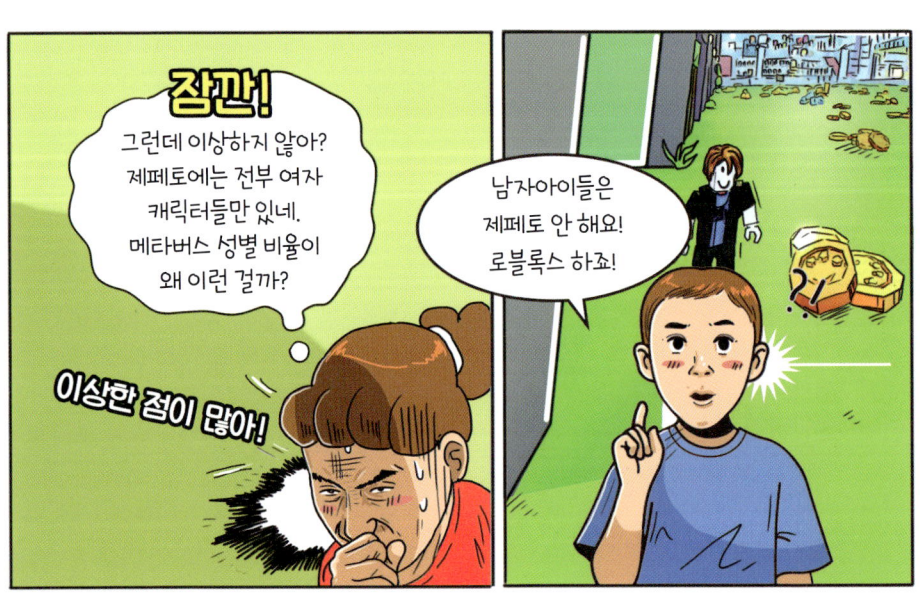

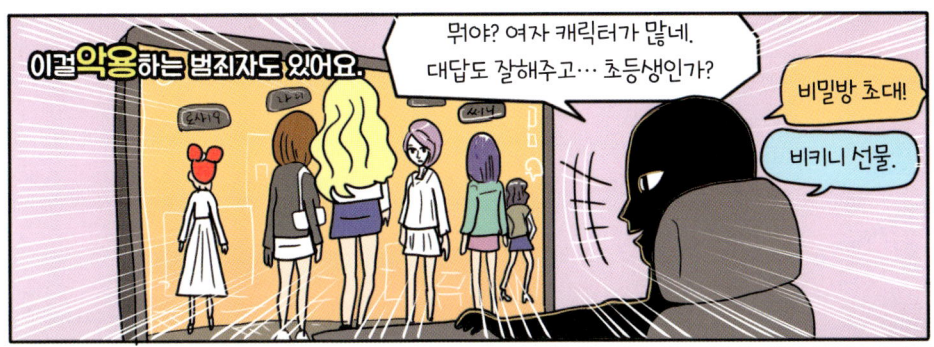
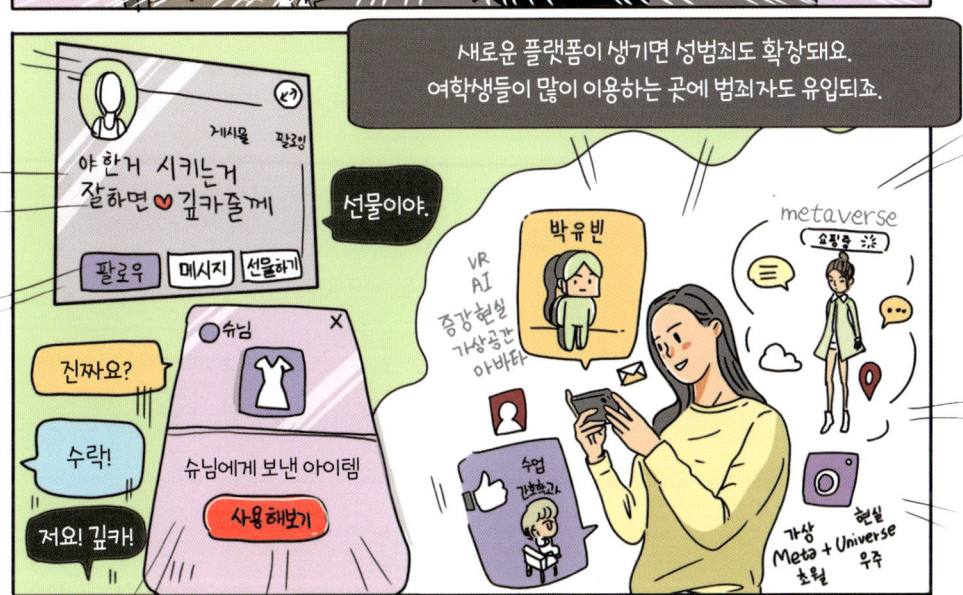
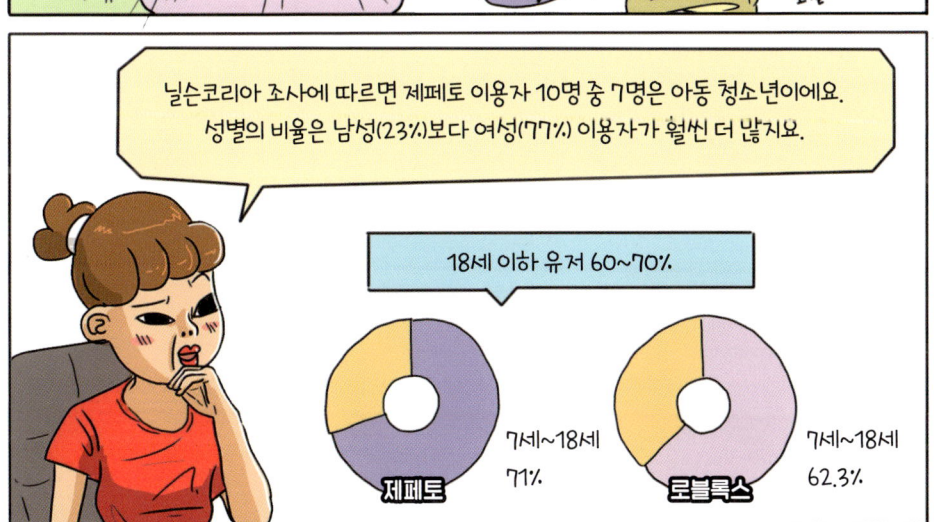

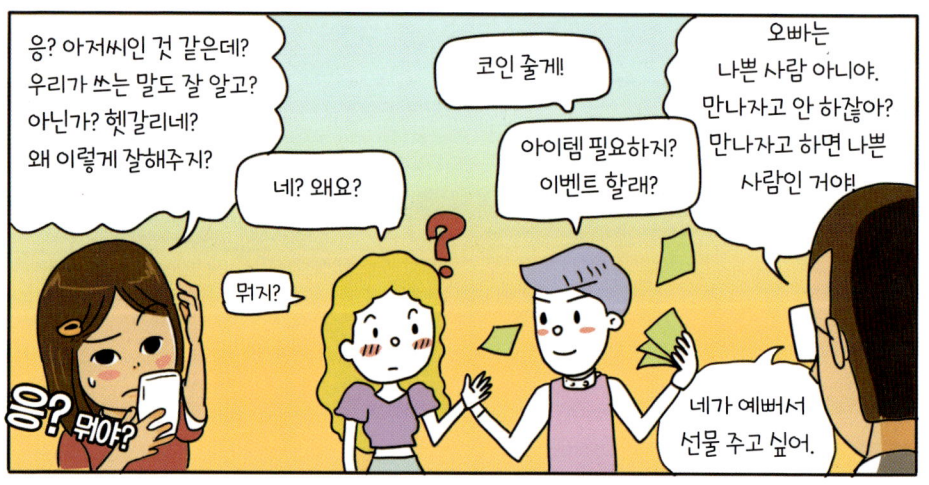
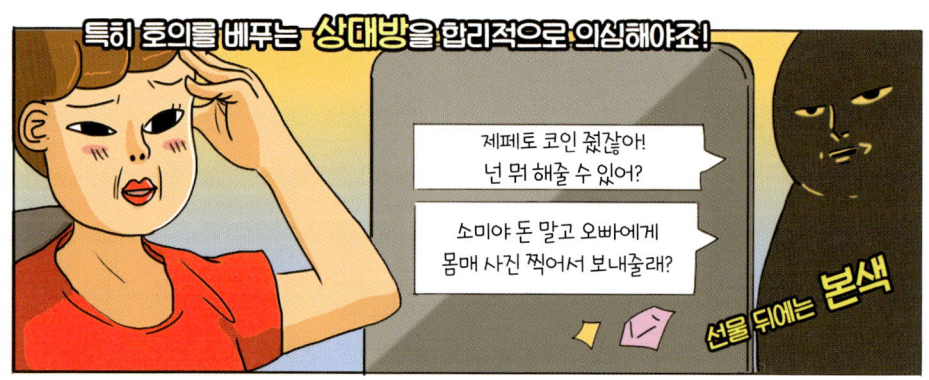
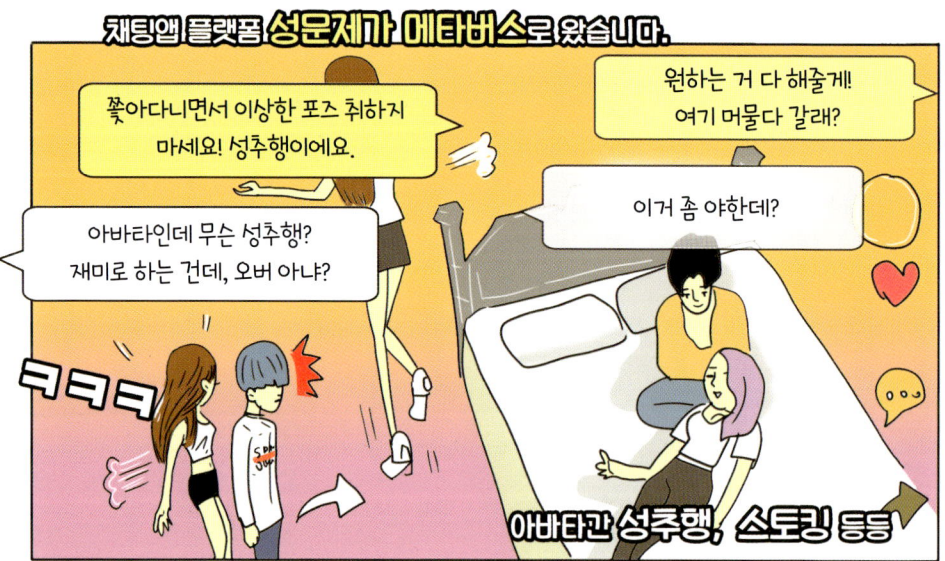

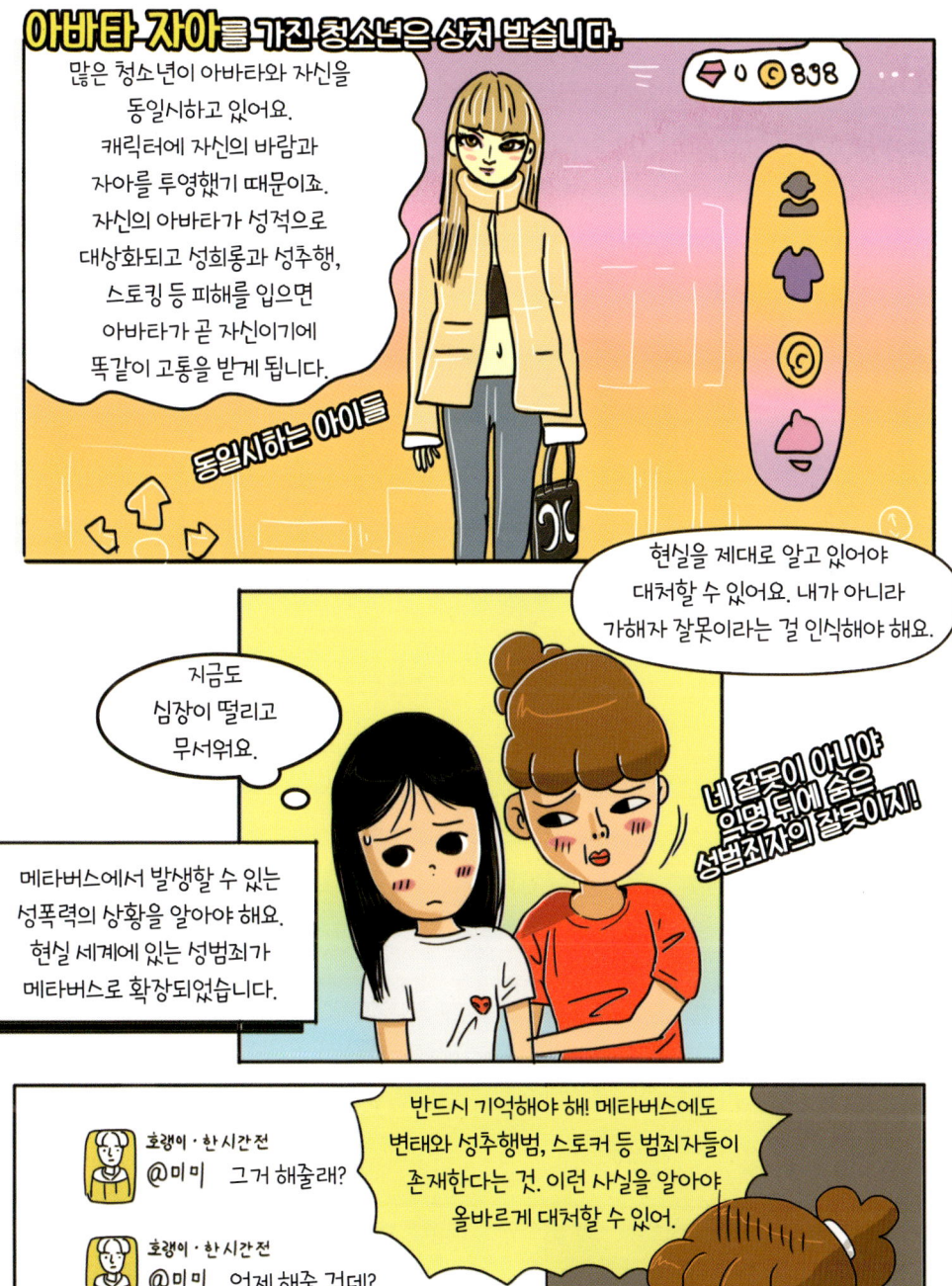

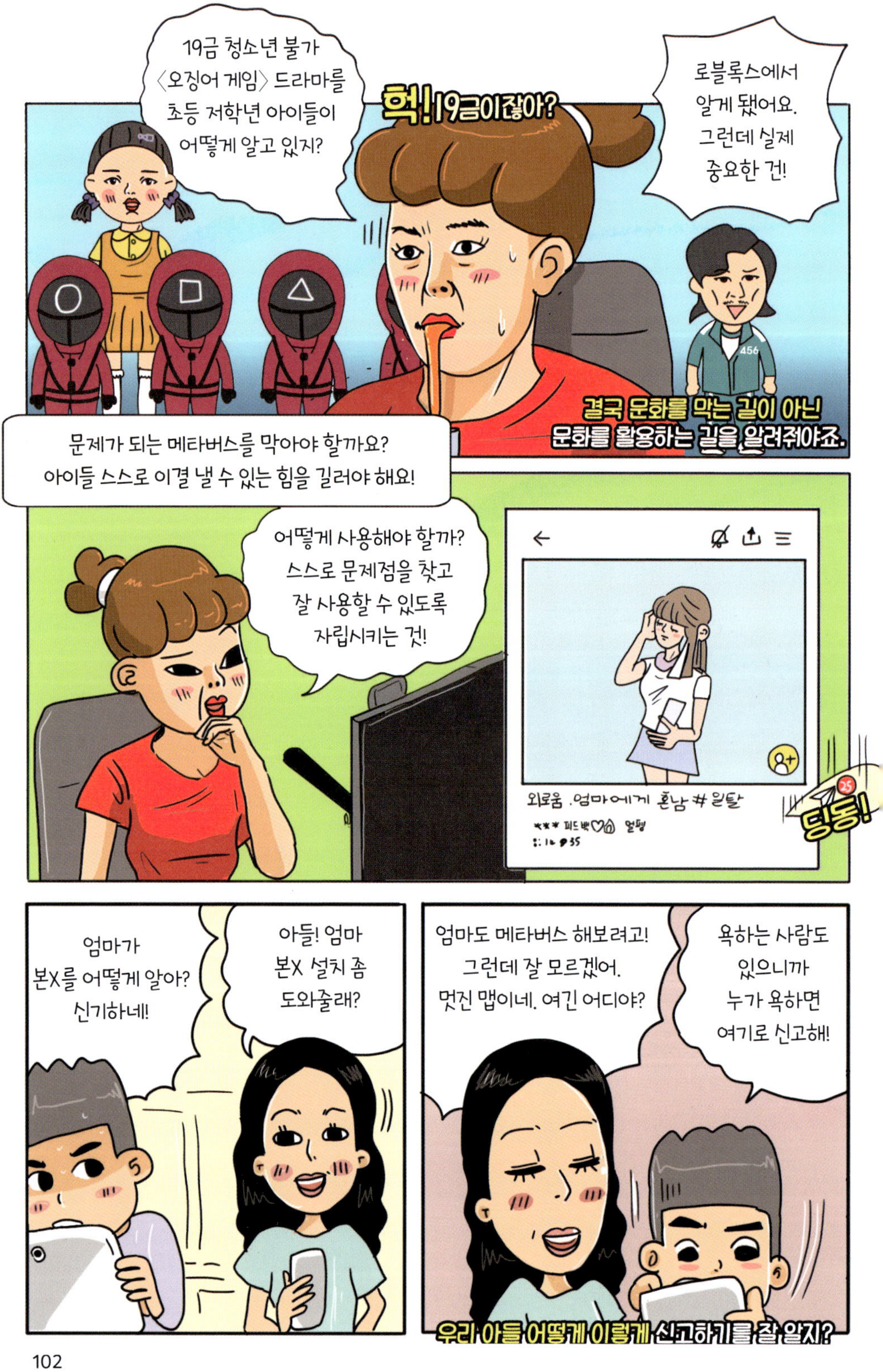

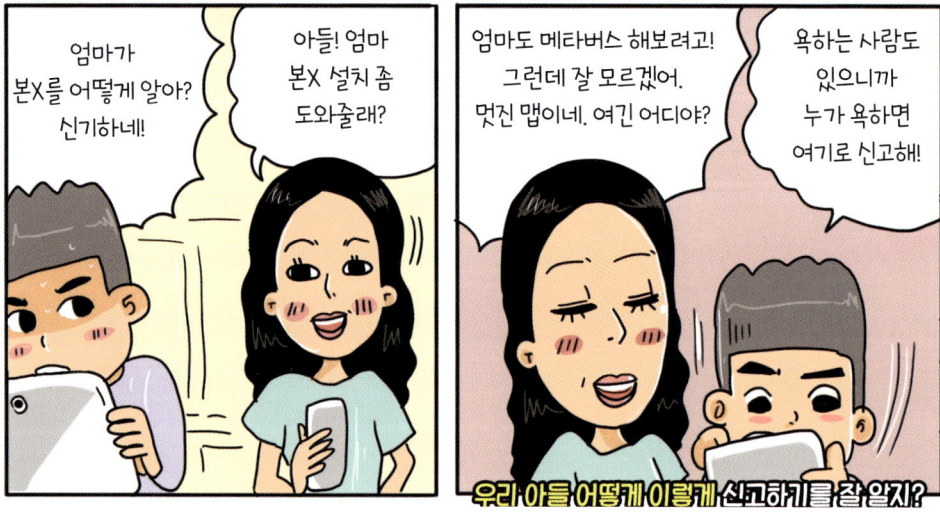

메타버스 Q&A

안녕하세요? 어제 제페토 게임을 하다가 어떤 사람들이 저를 계속 쫓아와서 제 아바타를 파티룸으로 데려가 만지고 이상한 동작을 했어요. 당황해서 바로 로그아웃을 했는데, 실제로 성추행을 당한 건 아니지만 기분이 너무 이상하고 찝찝해요. 다음에 또 이런 일이 생기면 어떻게 해야 하나요?

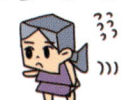

피해를 입었을 때, 적극적으로 대처해요!

① 당신의 잘못이 아니니까 자책하지 말아요!
② 가상 공간의 아바타도 바로 당신!
　불편함을 느꼈다면 거부 의사를 명확하게 해요!
③ 사건 정황을 파악하고 증거를 확보해요.
④ 도움을 줄 수 있는 사람이나 기관에 연락해요.

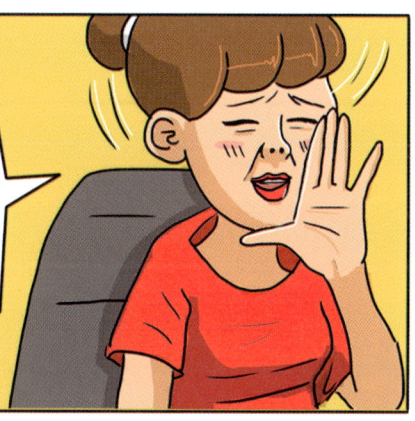

가해자 되지 않기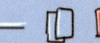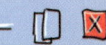

① 오프라인에서 할 수 없는 행동은 가상 공간에서도 하지 않아요.
② 장난으로 하는 행동이 상대방에게 수치심이나 모욕감을 주고 있는 건 아닌지 스스로 점검하는 연습을 해요.
③ 내 의도와 다르게 상대방이 불편함을 느꼈다면 진심으로 사과해요.

방관자 되지 않기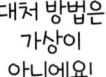

① 불편한 상황을 목격했다면, 그만하라고 말해 보아요.
② 현장을 캡처하거나 증거를 잡아 플랫폼에 신고해요.
③ 피해자의 입장을 존중하고 지지해 주세요.

대처 방법은 가상이 아니에요!

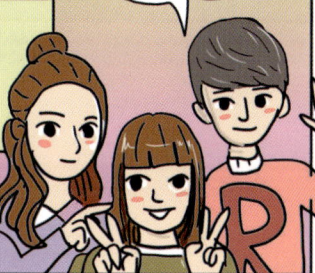

11장
SNS에서 만난 사람을 실제로 볼 때

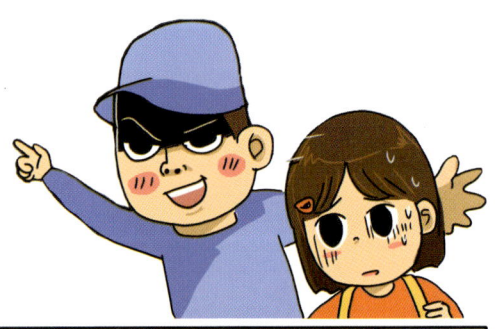
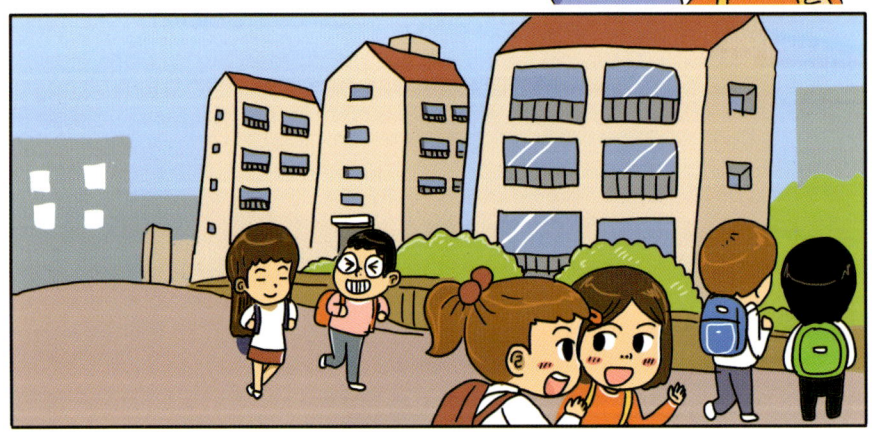
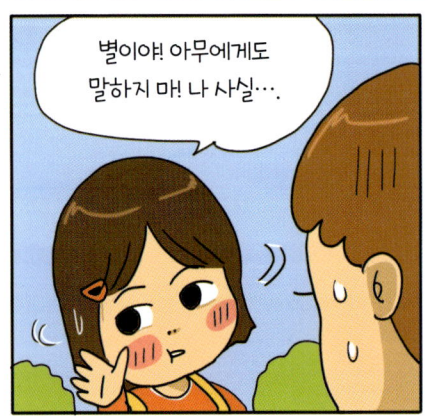
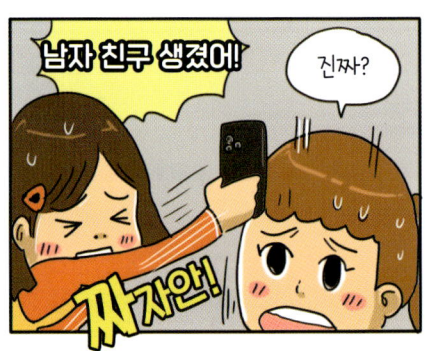

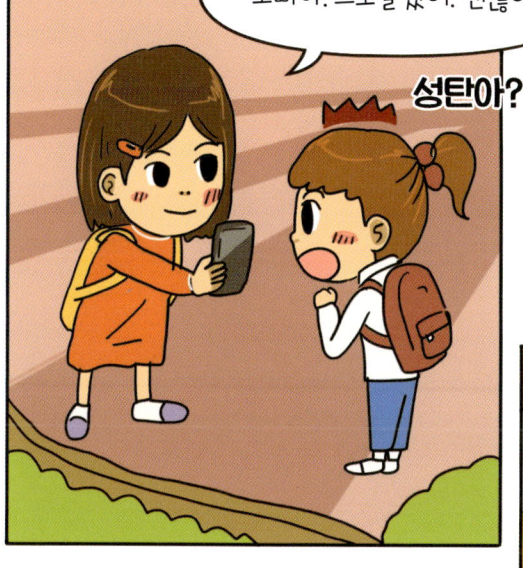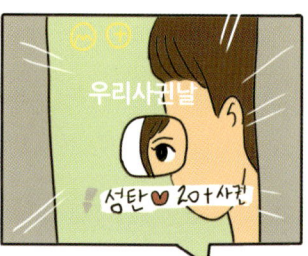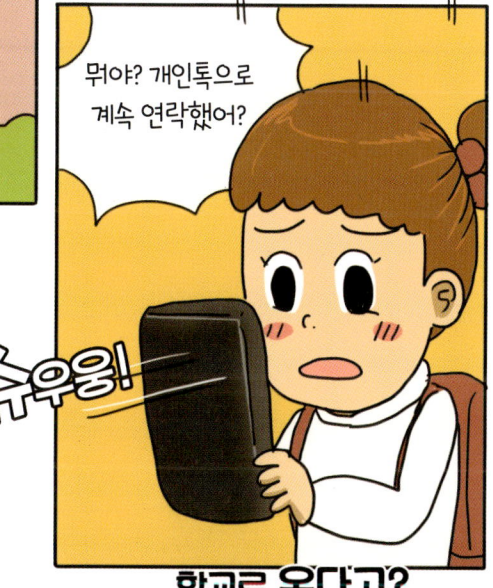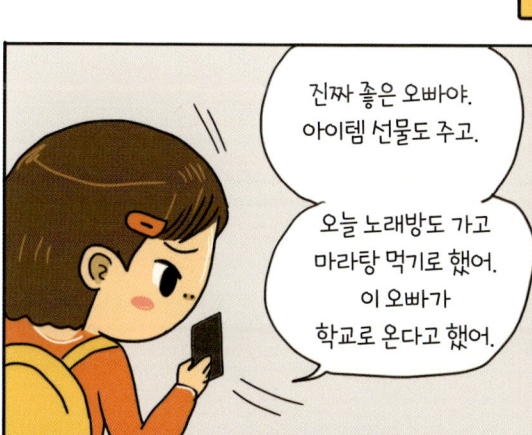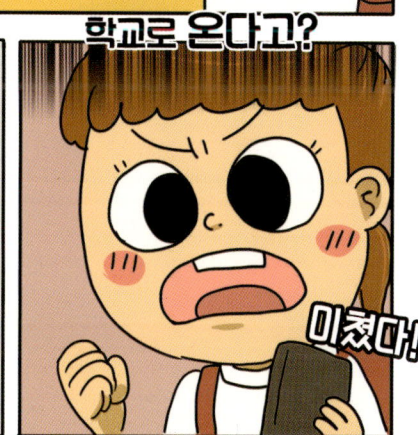

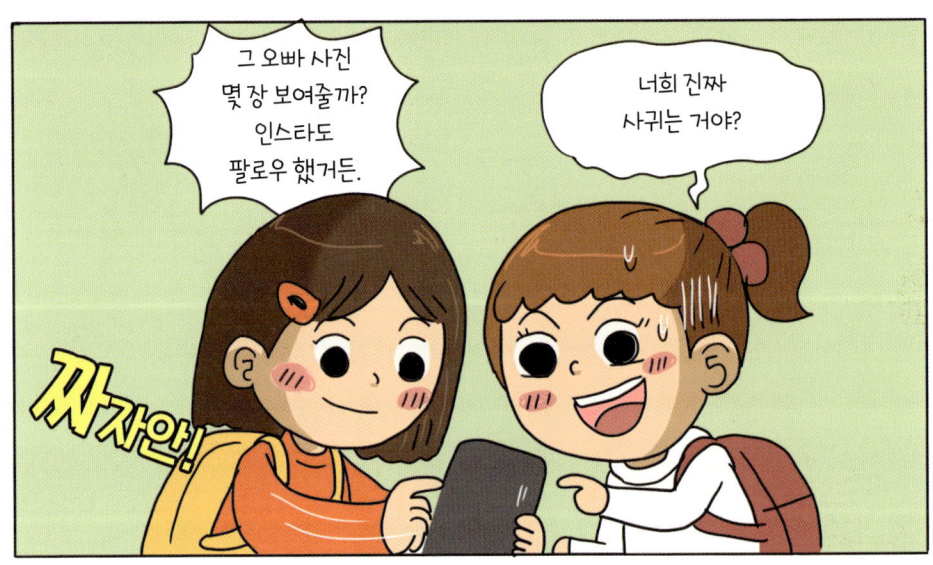

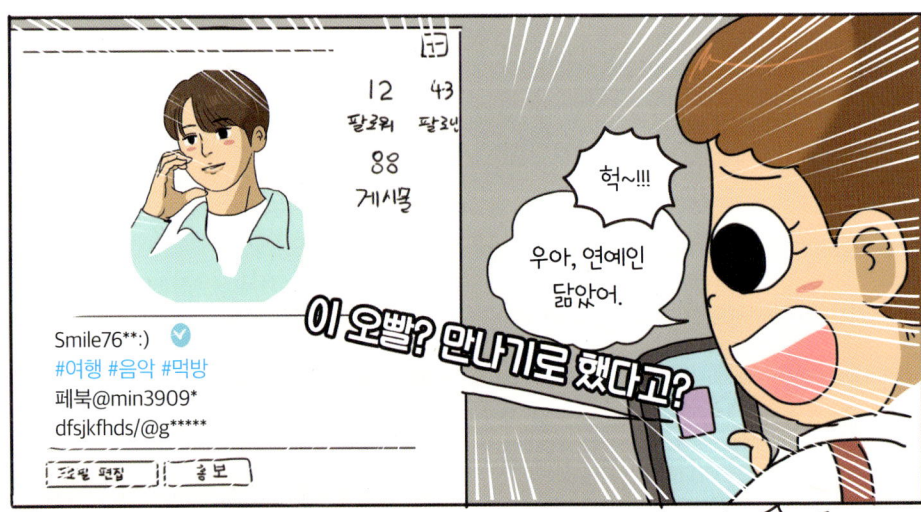

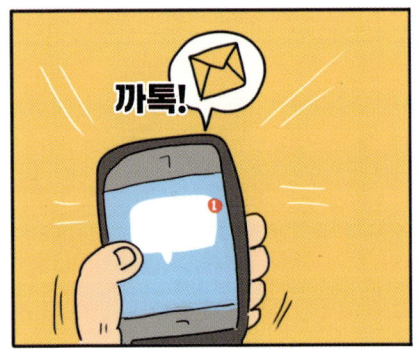

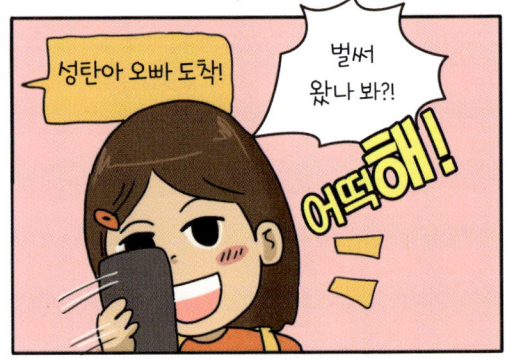

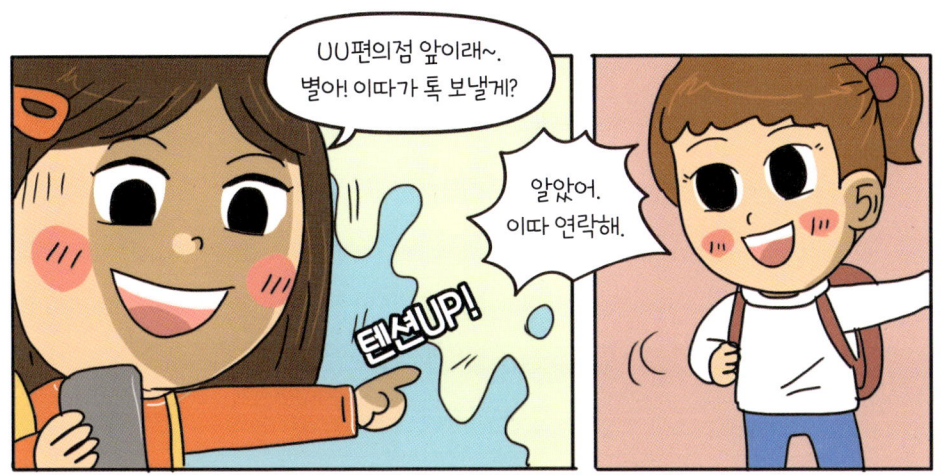
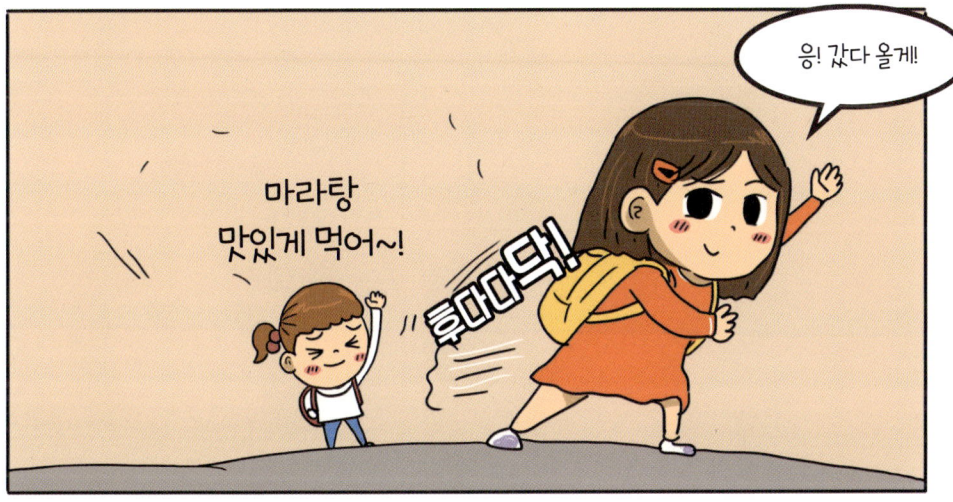
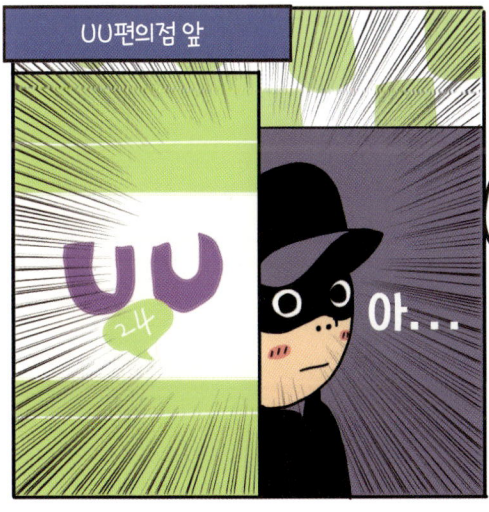
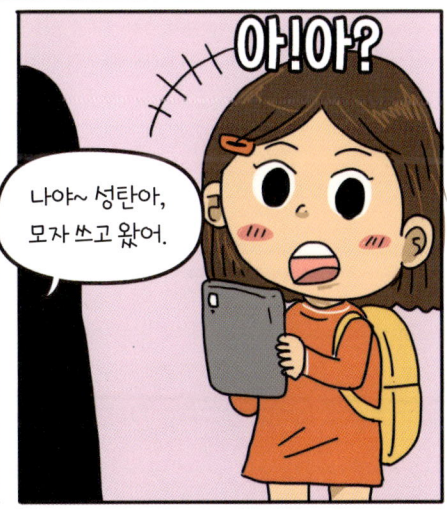

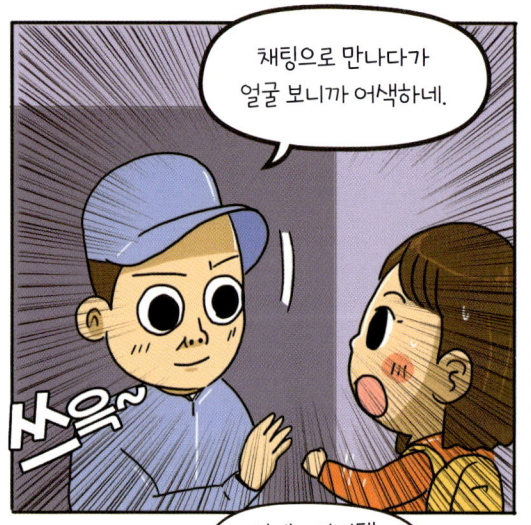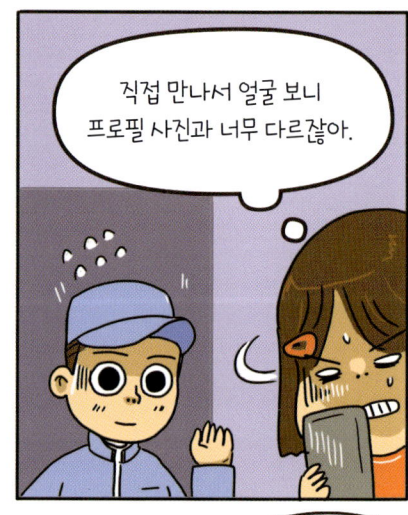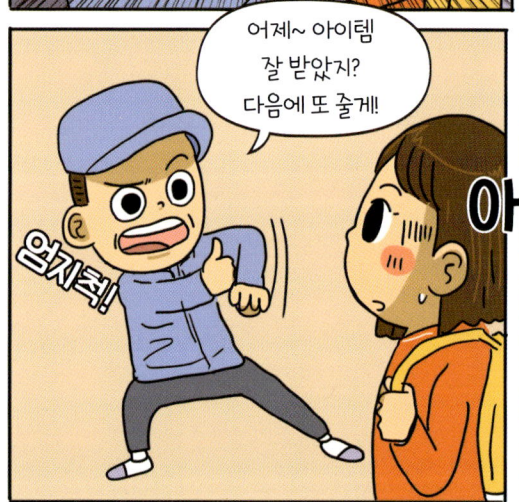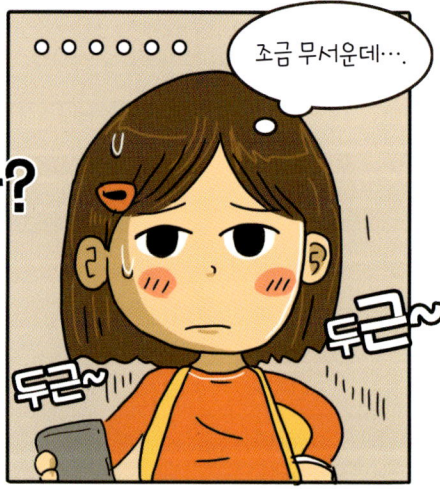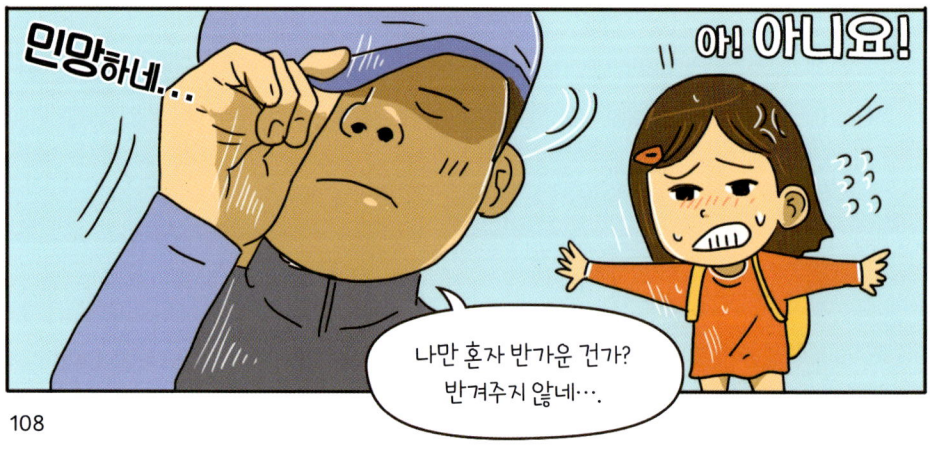

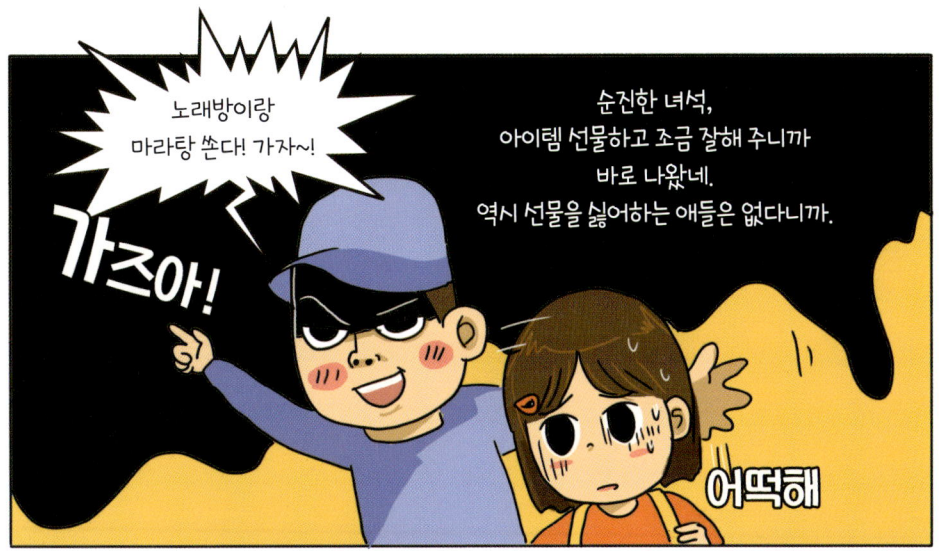
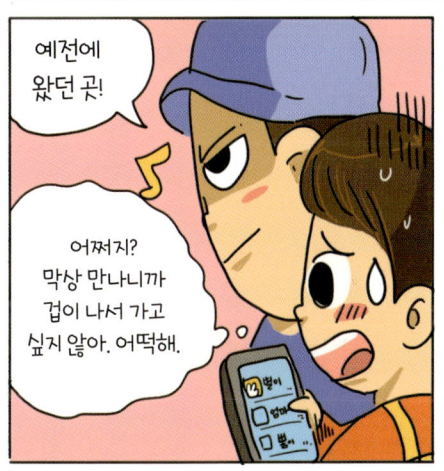
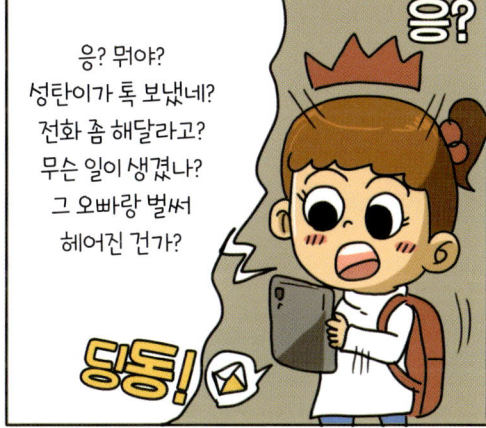
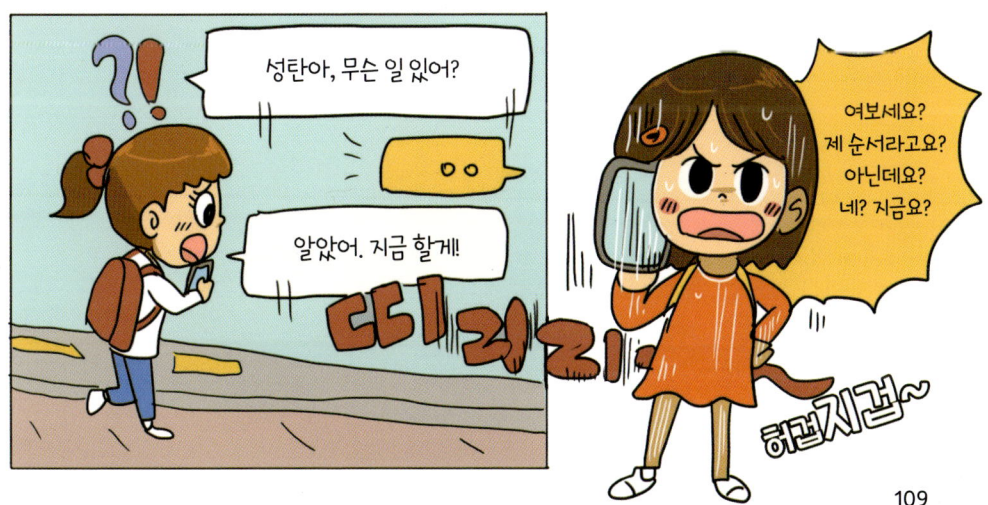

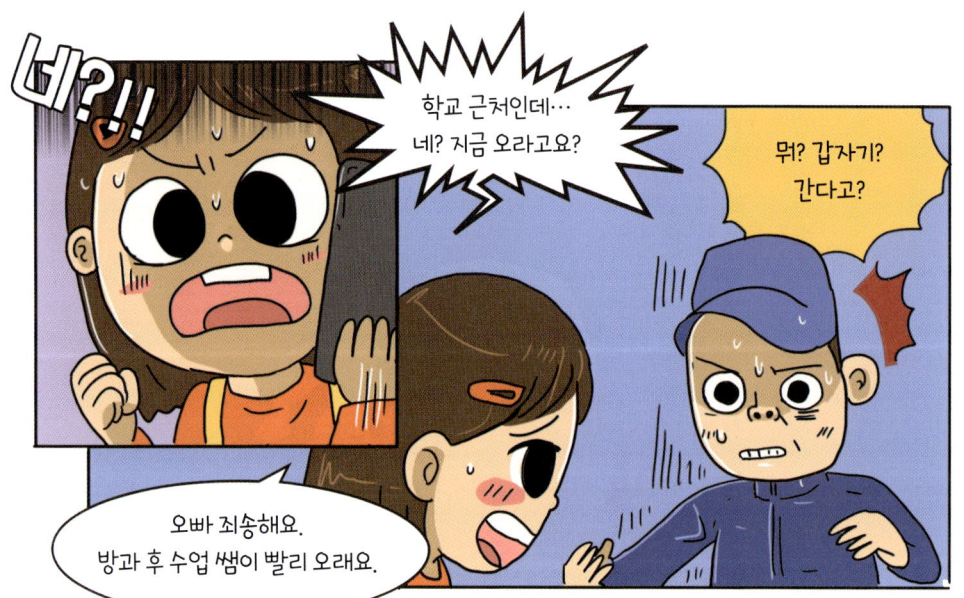
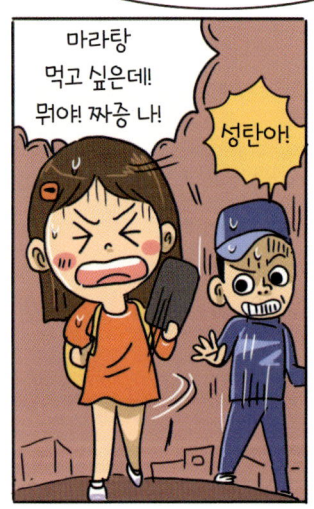
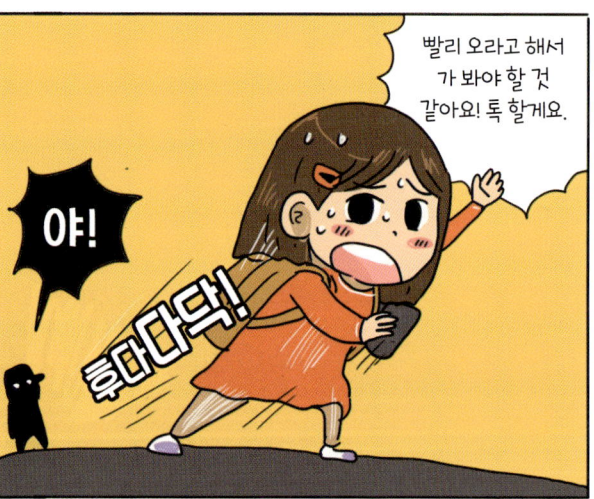
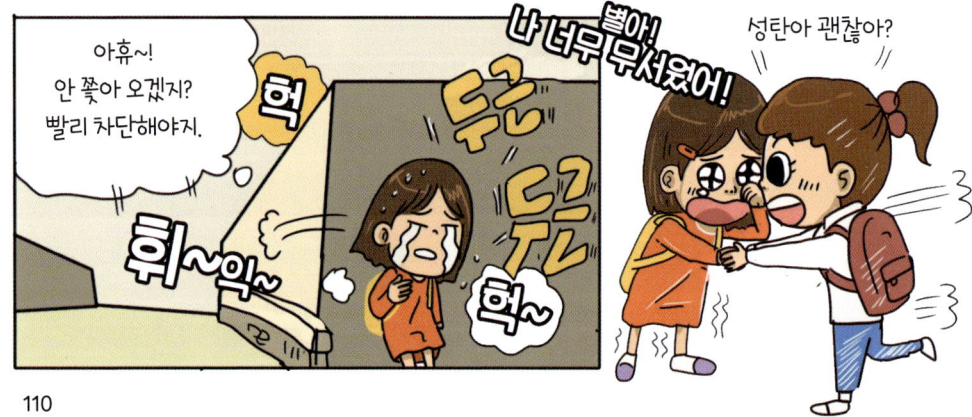

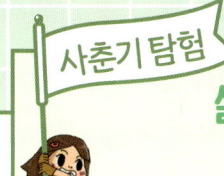

사춘기 탐험
실제 세상 vs 디지털 세상
친구를 만들 때!

소셜 네트워크 서비스를 통해 우리는 지구 반대편에 있는 사람들도 만날 수 있어요. 디지털 기기가 수단이 되어 새로운 사람들과 '관계'를 맺을 수 있지요. 우리는 이제 디지털 환경에서 새로운 인간관계를 만드는 것에 익숙해졌어요.

학교나 학원에서 친구를 사귈 때는 그 친구와 함께한 추억이 쌓이면서 더욱더 친해지죠. 디지털 세계에서도 누군가와 관계를 맺을 때도 이런 과정이 필요해요.

하지만, 디지털 세상은 이러한 과정을 축소시켜요. 그리고 보여지는 정보를 통해서만 그 사람을 판단할 수밖에 없어요.

온라인에서 만난 사람을
실제로 만나기 전에 생각해 보아요!

- 상대방이 올려놓은 정보는 모두 사실일까요?
- 상대방의 생활 모습이 담긴 사진과 짧은 글을 보고 그 사람이 어떤 사람인지 전부 알 수 있을까요?

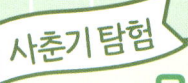

사춘기 탐험
온라인에서 친구를 사귈 때 주의할 점

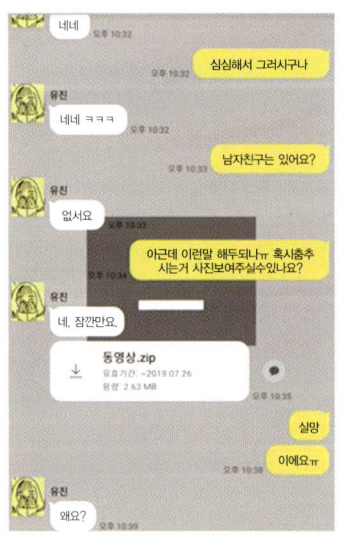
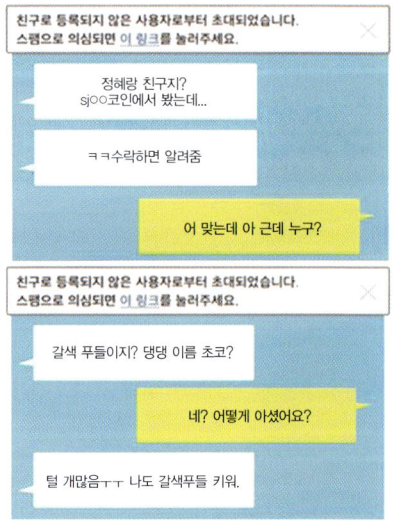

온라인에서 댓글이나 메시지 등으로 상대방과 소통합니다. 하지만 그 사람을 전부 안다고 하기 어렵지요. 더 알아야 해요. 온라인에서는 관계를 맺는 과정이 현실에서 친구들을 사귀는 과정과 많이 다르기 때문에 그만큼 돌아서기도 쉽고, 상대방을 존중하지 않는 사람들도 있습니다.

온라인에서는 보이지 않기 때문에 나이를 속이거나 정보를 속일 수도 있어요. 만약 성인 남성이 초등학교 여학생을 이성 친구로 만나려고 한다면, 이상하다고 생각하지요? 잘 생각해 보아요.

어른들은 특별한 일이 아니라면, 어린 친구들에게 부탁을 하지 않아요. 그러니까 미성년자인 학생들에게 도움을 청한다거나 도움을 주겠다고 다가온다면 상식적인 일이 아니라고 생각하고 의심해야 해요. 물론 온라인에서 만나는 모든 사람이 다 그런 건 아니에요. 좋은 만남도 있어요.

하지만 의심하지 않고 무조건 믿고 만났다가 문제가 생기면 제대로 대처하기 어려워요. 부모님에게 상황을 알리고 함께 판단하는 것이 가장 좋아요.

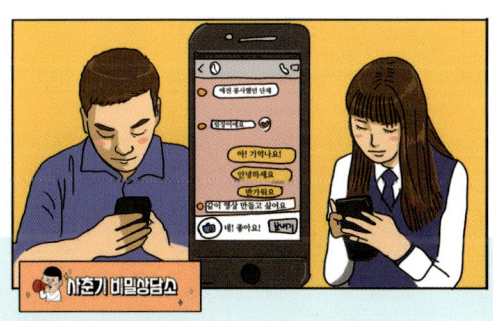

함께 찾아보면 좋은 유튜브 영상: 사춘기 비밀상담소

"SNS를 한 개라도 하고 있다면 꼭 보세요!
10대 디지털 범죄 대처법"
youtu.be/2HfvVOQaNWU

12장
몰래 촬영한 사진을 공유한다면?!

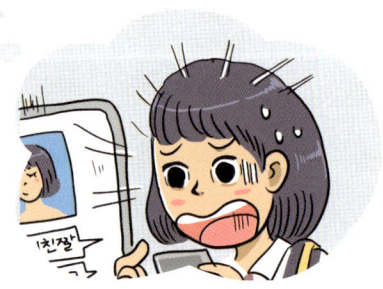

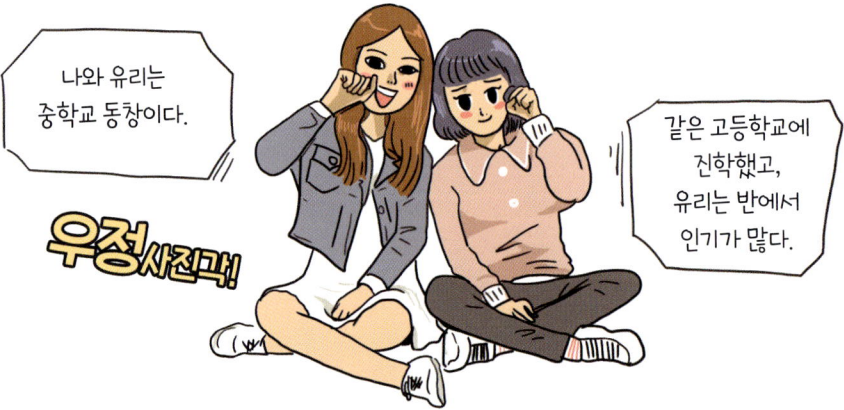

나와 유리는 중학교 동창이다.

같은 고등학교에 진학했고, 유리는 반에서 인기가 많다.

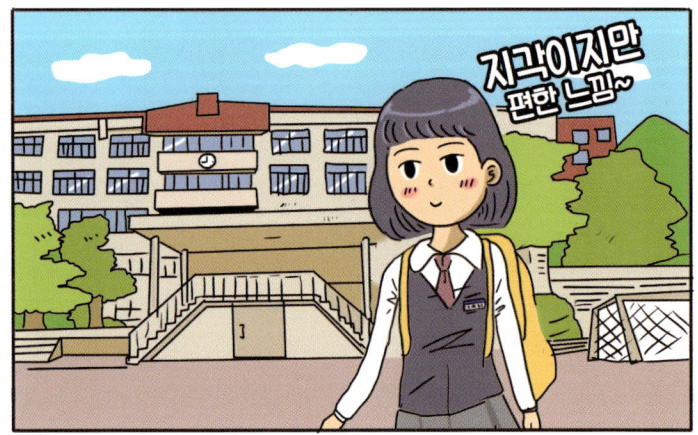

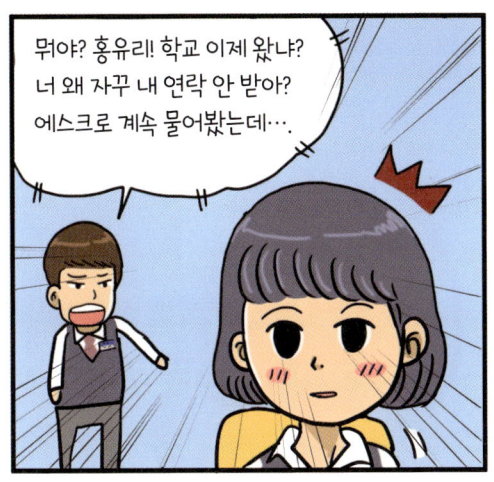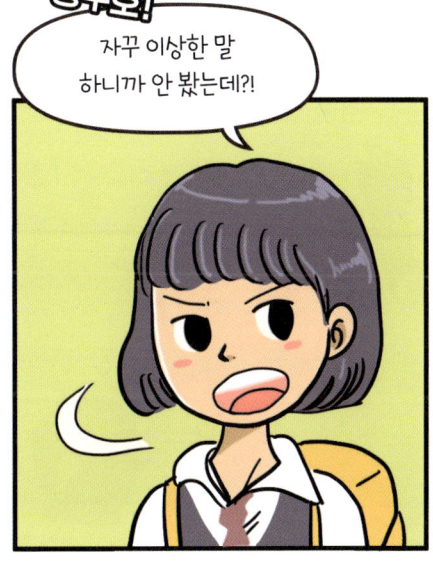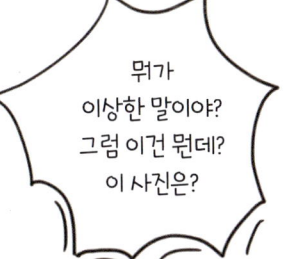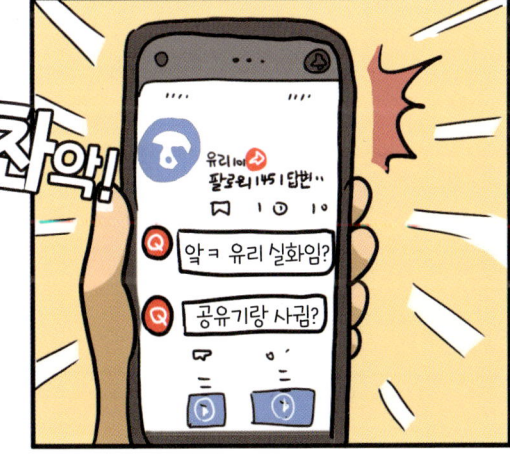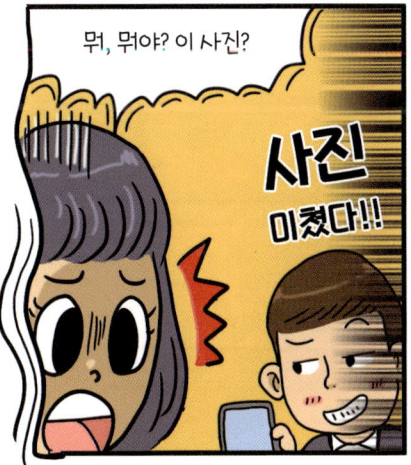

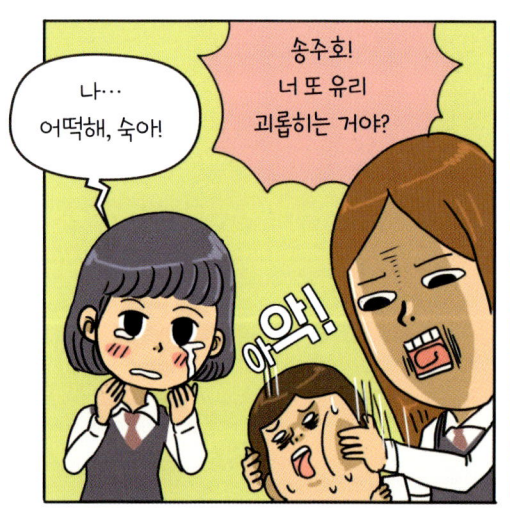
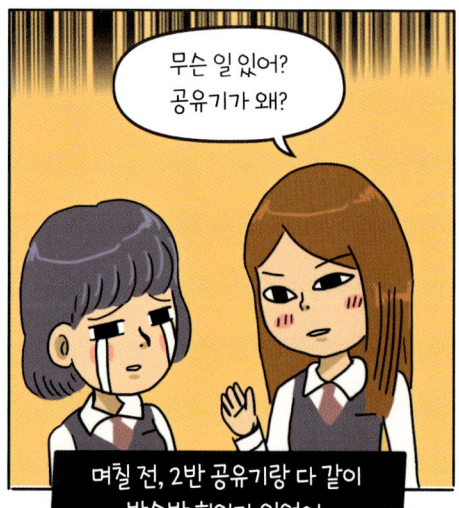
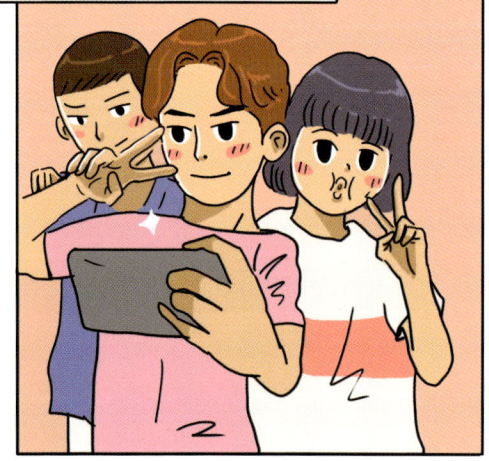
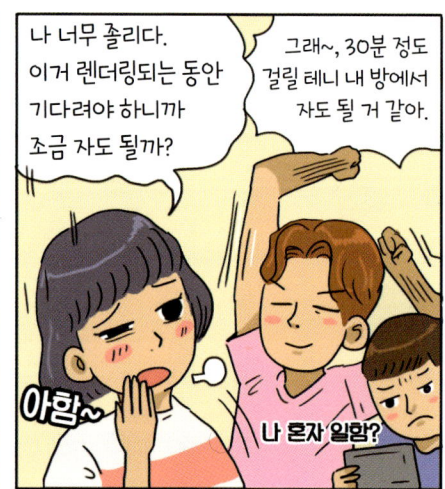

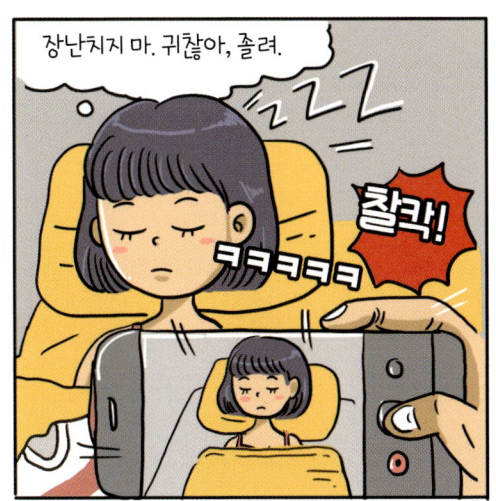
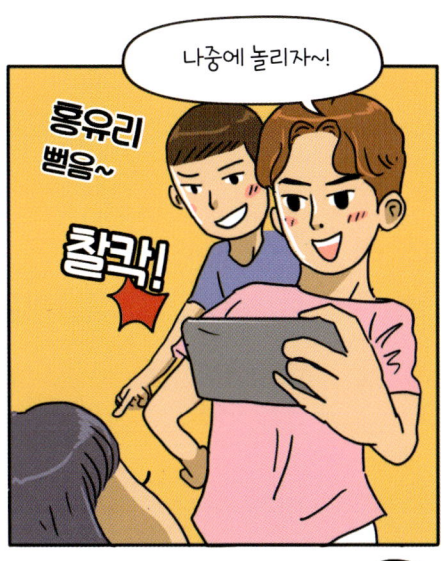
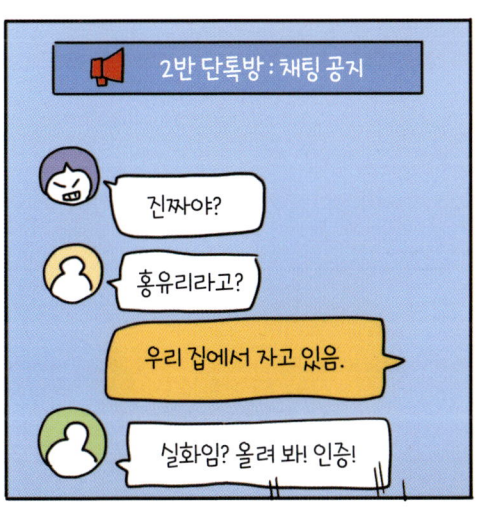
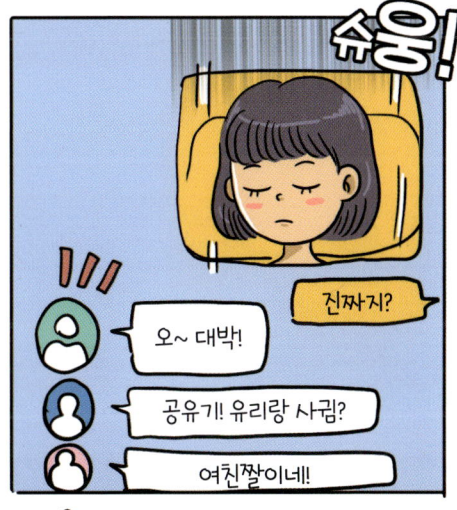
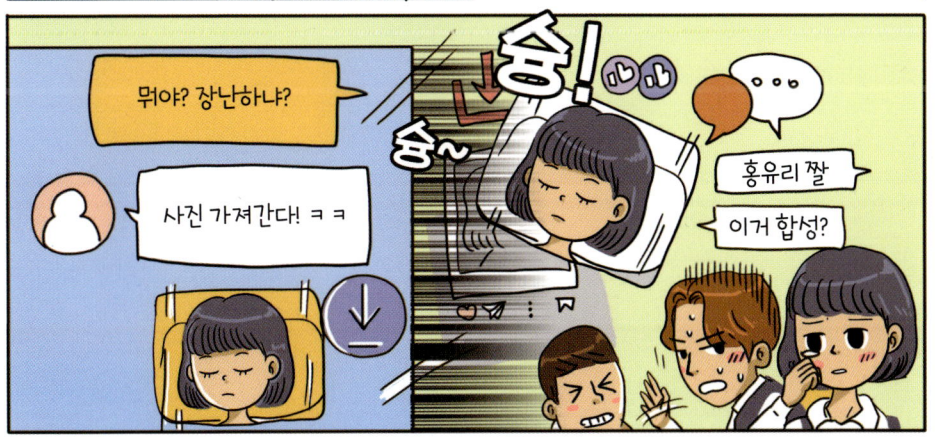

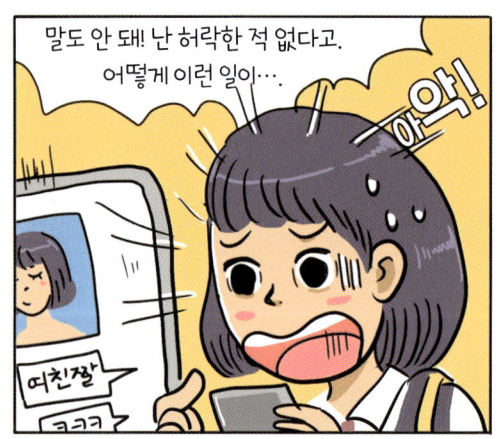
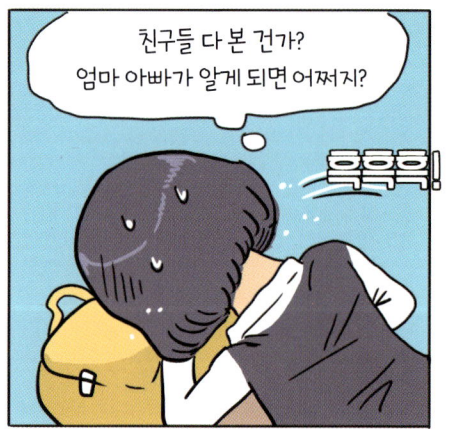
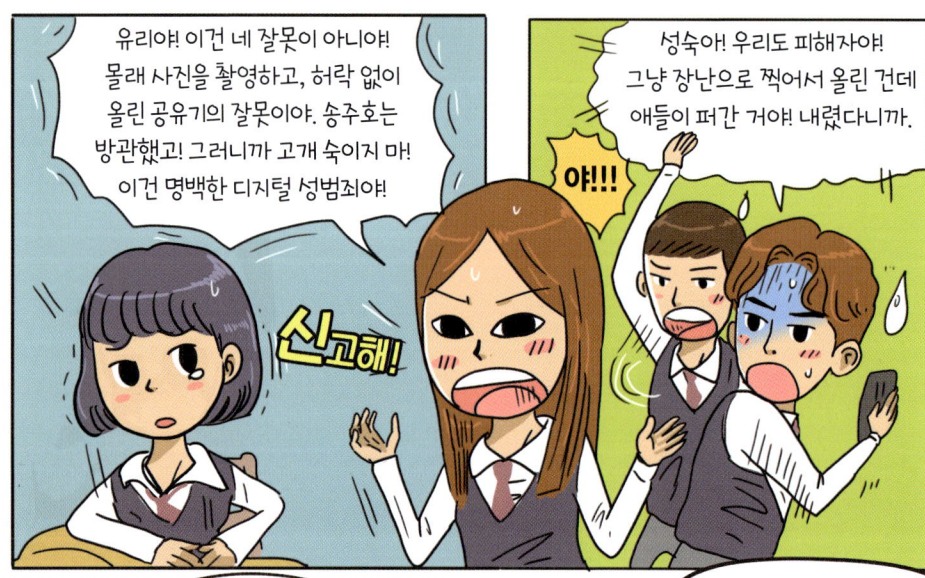
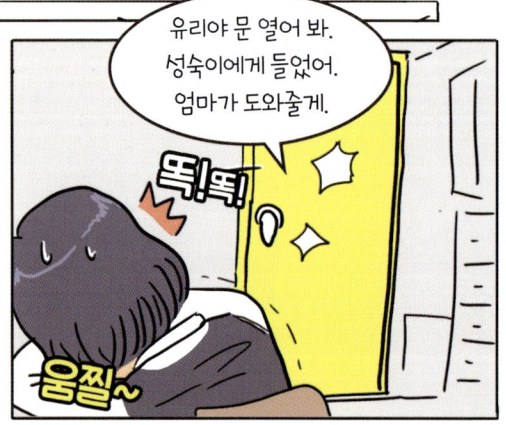
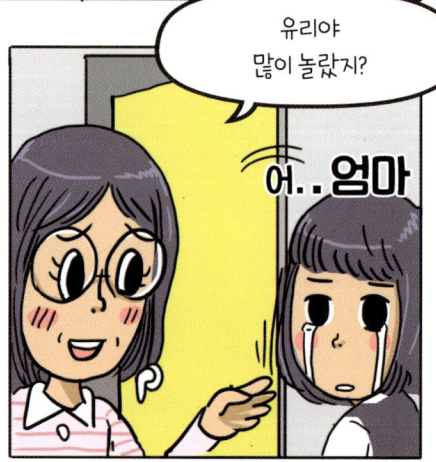

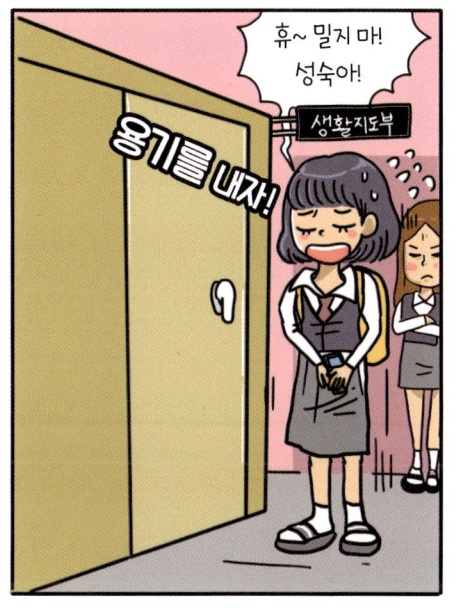
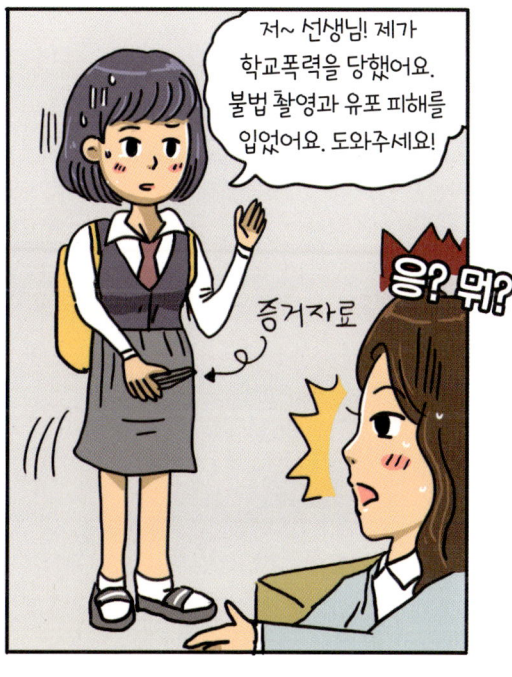
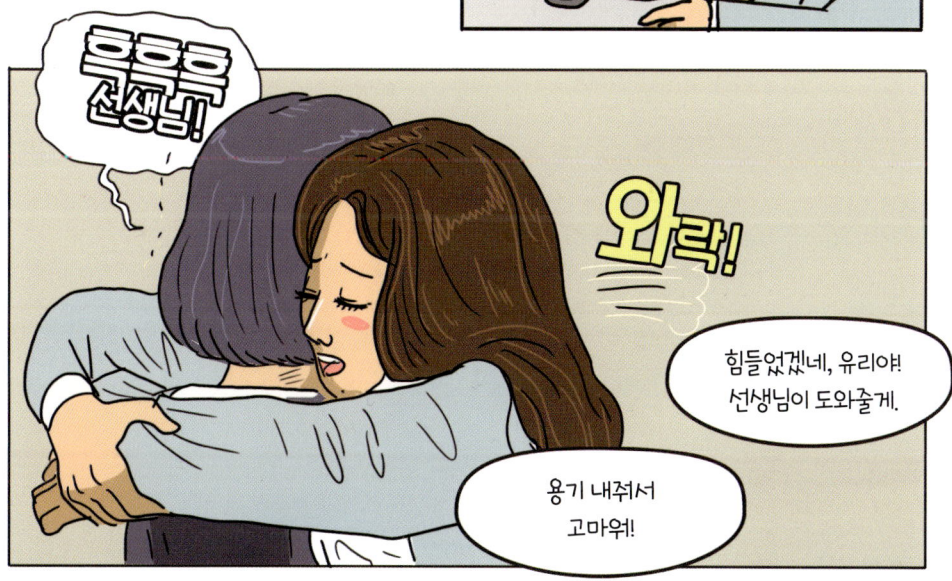

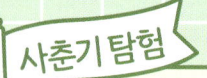

사춘기 탐험
몰래 카메라가 아니라 불법 촬영

"장난으로 찍었어요!" "재미로 찍었어요!"라고 해도 당사자의 동의 없이 촬영한 다음, 허락 없이 배포하는 행동은 '개인의 인권'을 침해하는 명백한 불법 촬영이에요!

가까운 친구 사이라고 해도 개인 정보와 초상권은 서로 보호하고 존중해야 해요. 그리고 동의 없이 하는 행동은 문제가 될 수 있다는 걸 인지해야 합니다. 안전하고 행복한 디지털 문화를 만들기 위해서는 우리 모두의 노력이 필요하답니다.

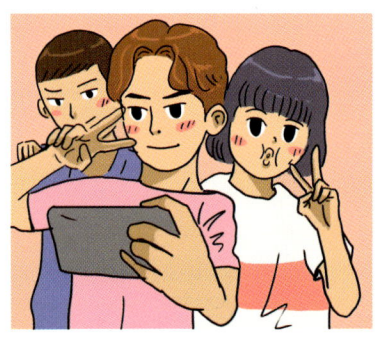
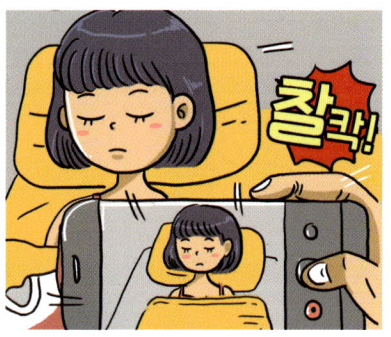

- **디지털 성범죄**

  : 디지털 성범죄는 학폭위에서 그치지 않고 경찰서로 넘어가게 됩니다. 불법 촬영 행위에 관하여 성폭력 범죄의 처벌 등에 관한 특례법(카메라 등을 이용한 촬영) 위반 죄로 7년 이하의 징역 또는 5000만원 이하의 벌금에 처합니다.
  또한 불법 촬영물을 소지, 저장, 시청만 해도 성폭력 범죄의 처벌 등에 관한 특례법이 적용되어 3년 이하의 징역 또는 3000만원 이하의 벌금에 처해집니다. 만약 불법 촬영물을 동의 없이 유포한 경우 7년 이하의 징역 또는 5000만 원 이하의 벌금에 처합니다.

초상권 알아 두기

허락 없이 자신의 얼굴이 사진이나 영상에 찍히거나, 촬영물이 알려지지 않을 권리를 말해요. 개인의 인권, 인격으로 보기도 하고, 사생활 침해의 일부로 보기도 해요.

주로 신문이나 사진, TV 화면용 촬영에서 문제가 되고 있지만, 온라인 상에서도 점점 문제가 커지고 있답니다.

만약 다른 사람의 얼굴을 본인의 허가 없이 촬영하고 전시하거나 그림엽서 등에 사용해서 이익을 얻었다면, 초상권을 침해 받은 사람이 손해배상을 요구할 수 있어요. 물론 공공의 이익을 위한 것일 때는 예외로 둔답니다.

초상권은 원래 그림이나 조각으로 만든 것만을 문제로 삼았지만, 사진 기술의 발달과 함께 인쇄술의 발명으로 인하여 대량 복사가 가능해지면서 초상권이 중요해졌어요.

이제, 사춘기 탐험대원은 초상권을 제대로 알게 되었으니 앞으로는 사진과 영상을 찍을 때 주변 사람을 배려하도록 해요! 그럴 거죠?!

13장
아동·청소년의 성 보호에 관한 법

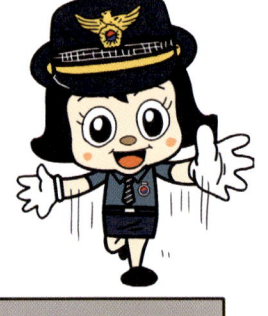
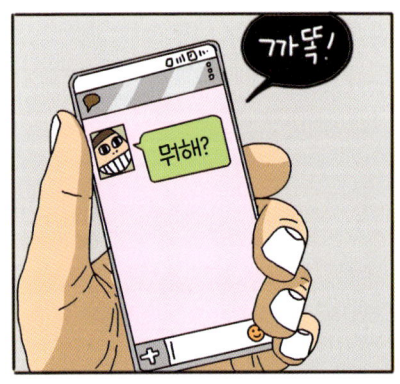
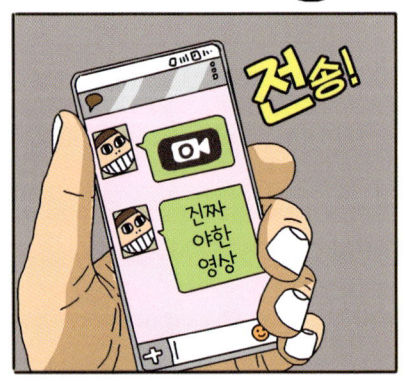
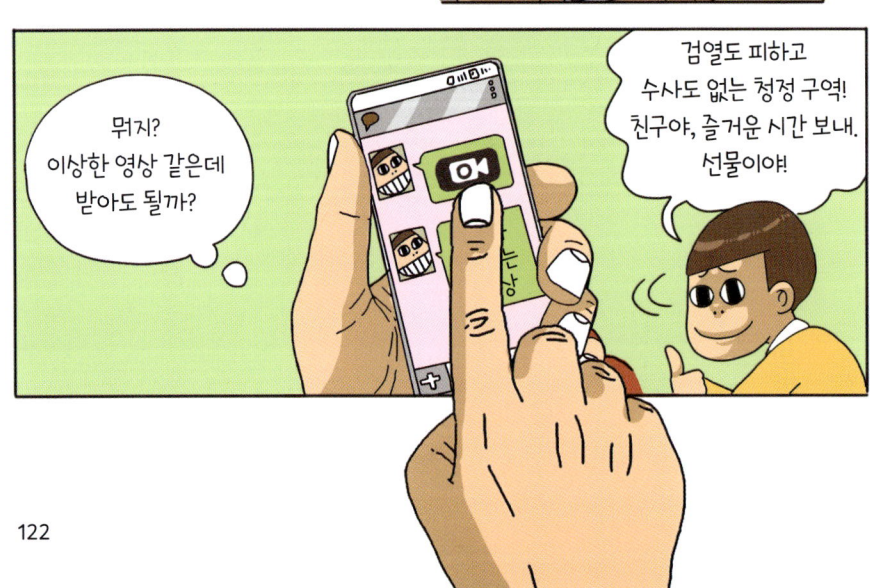

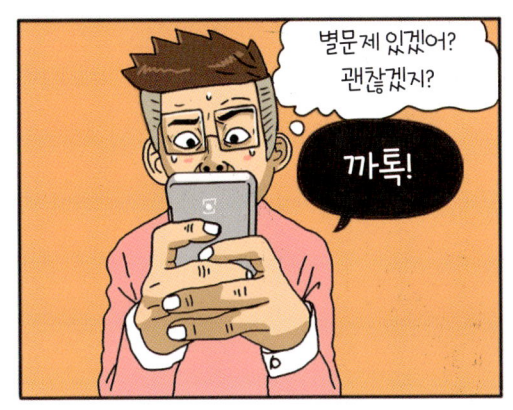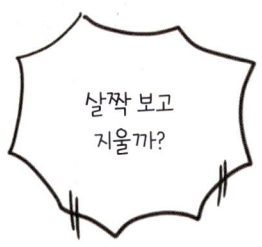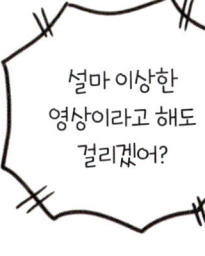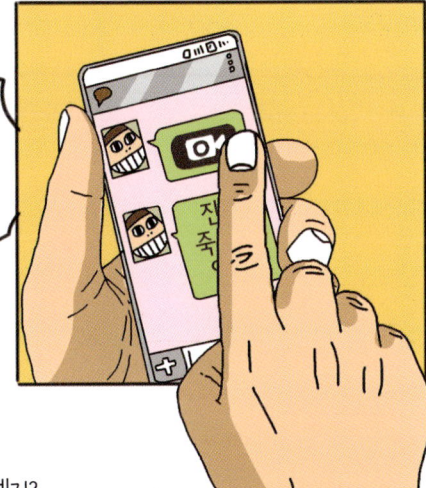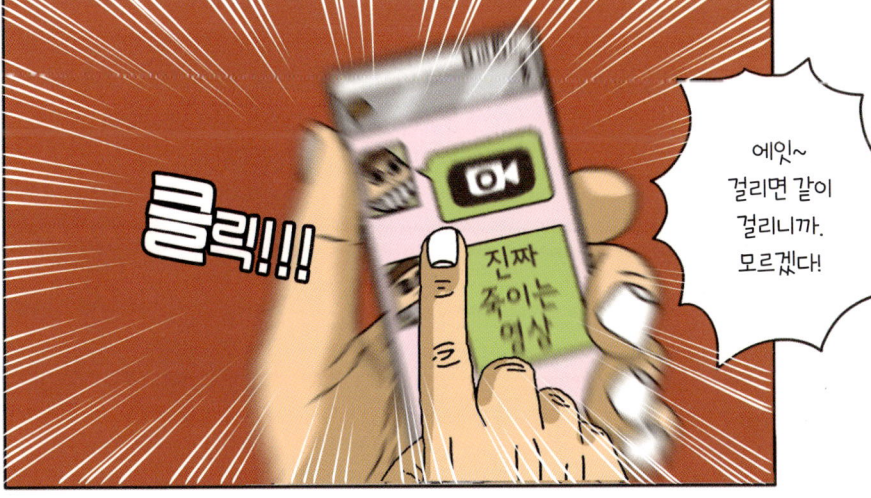

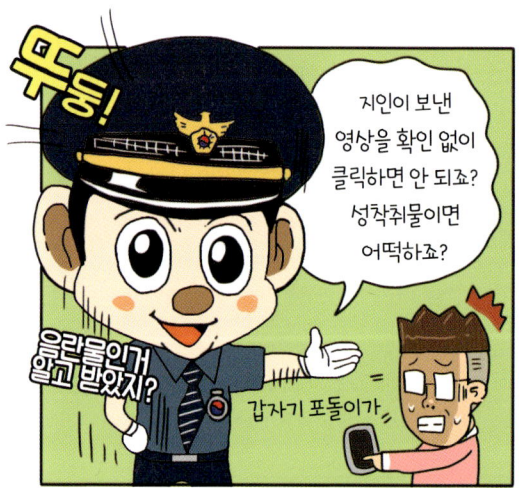
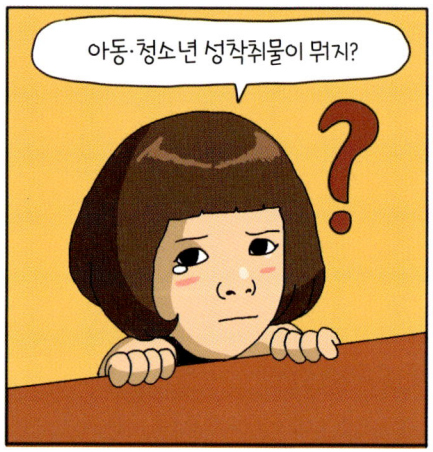
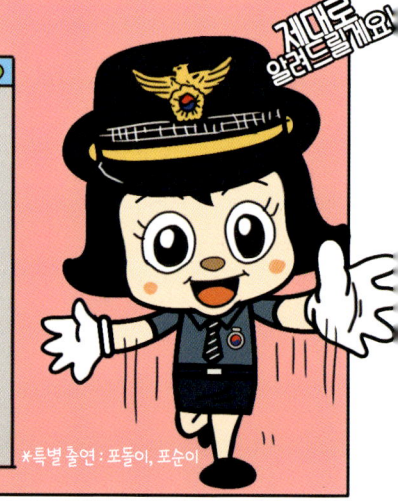
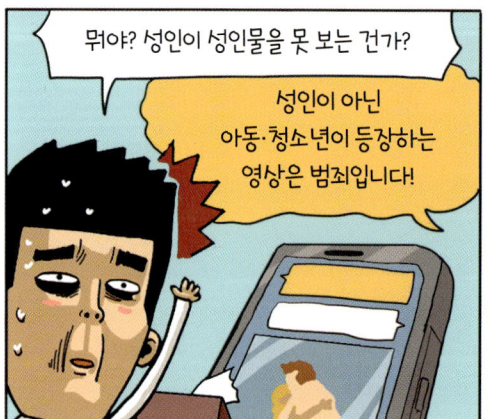
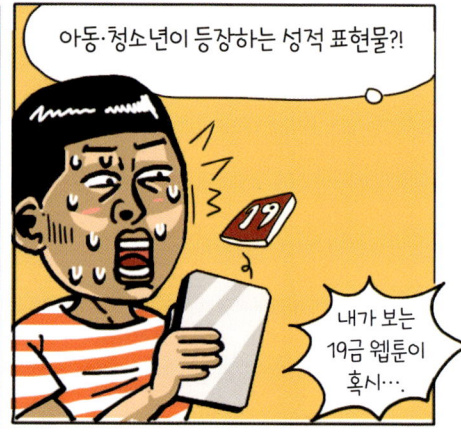

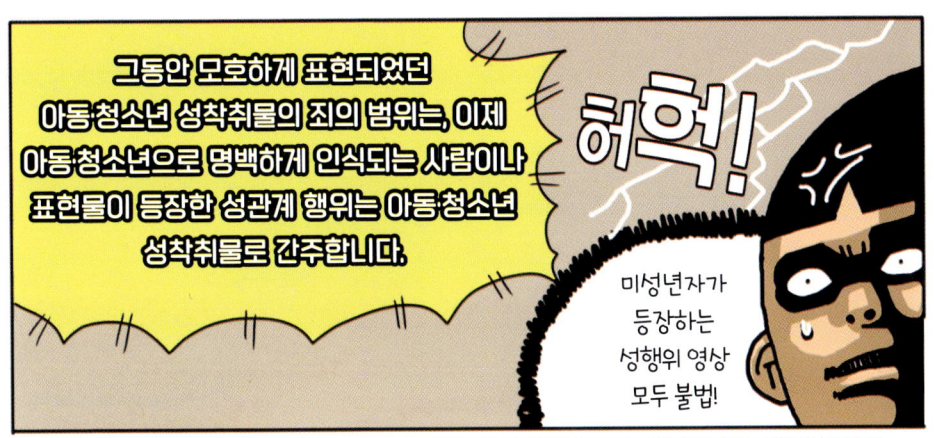
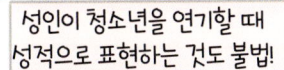
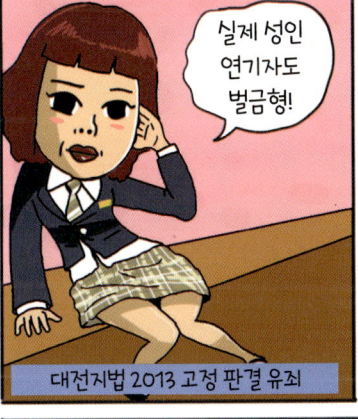
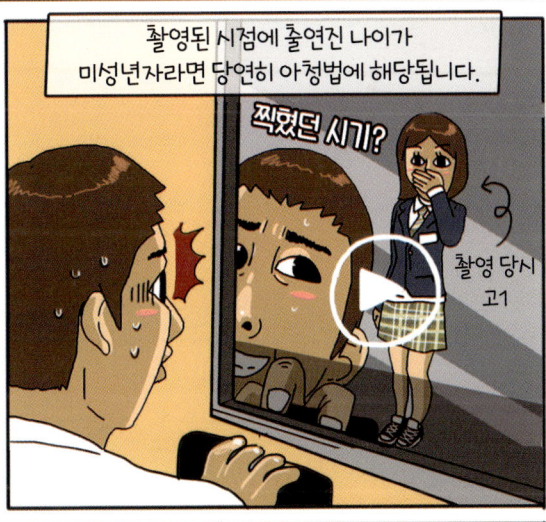
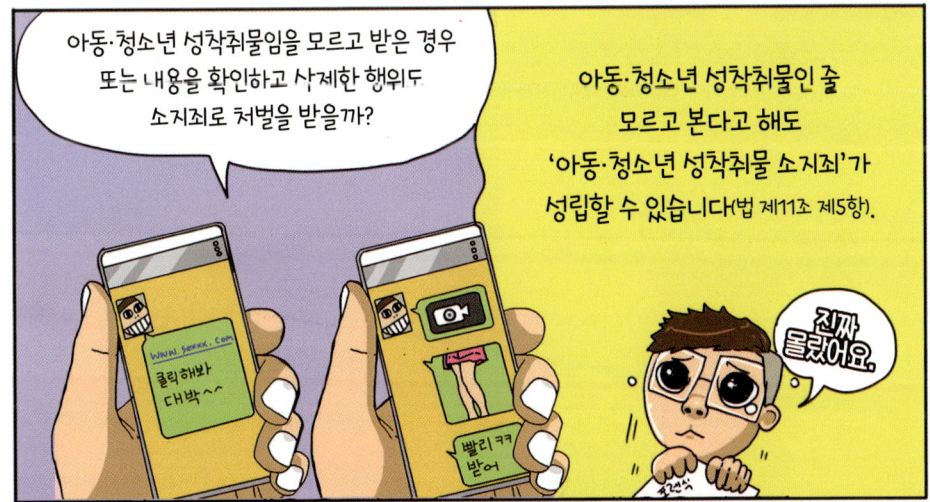

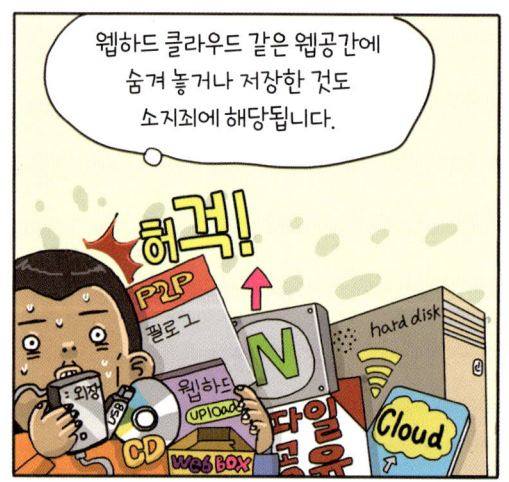
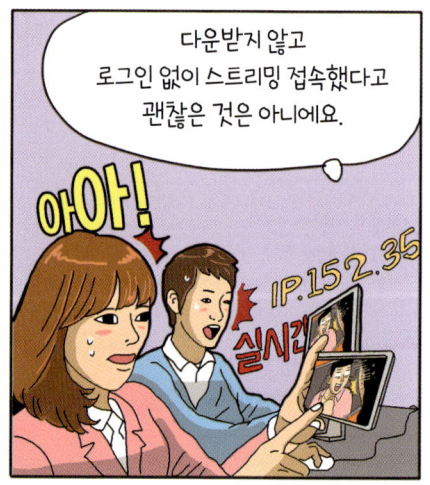
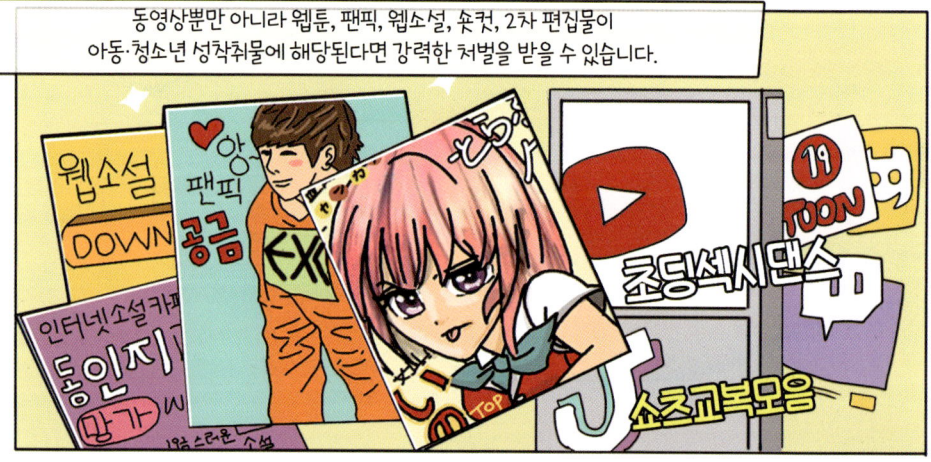
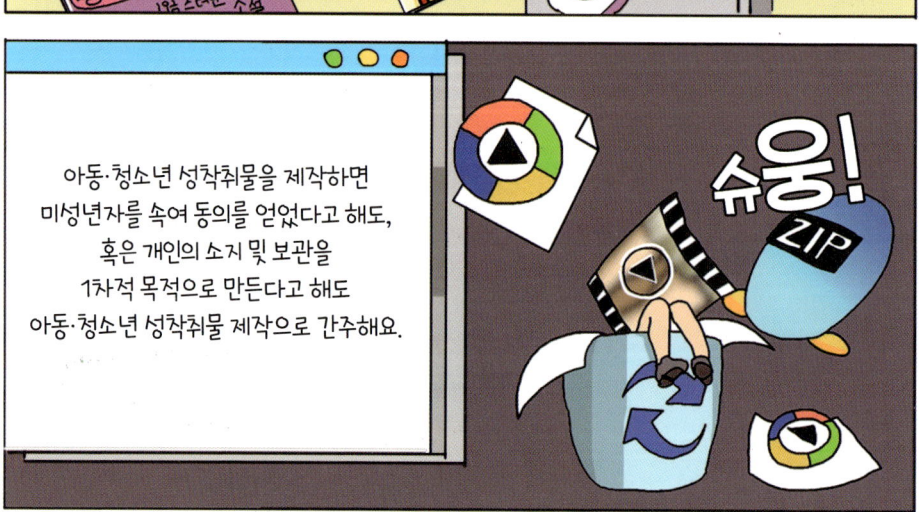

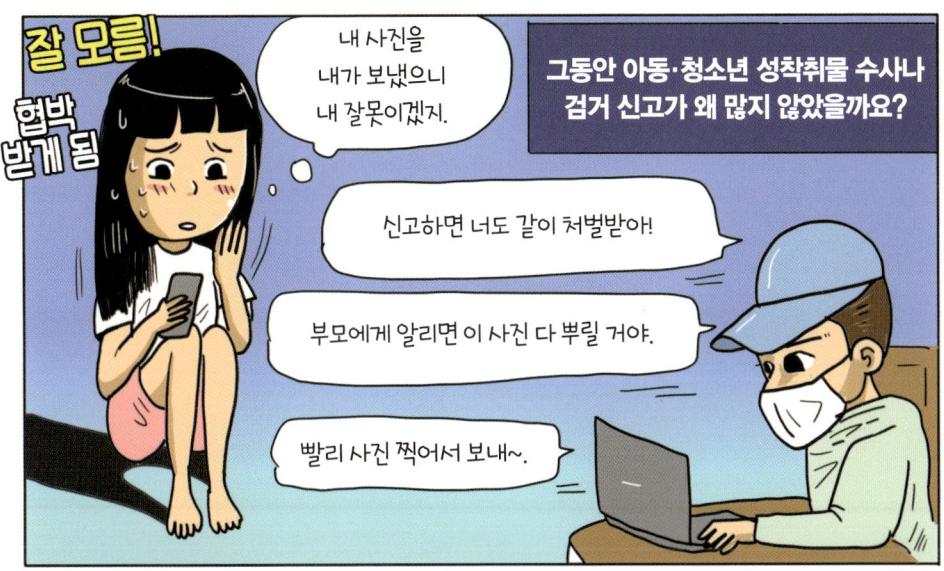
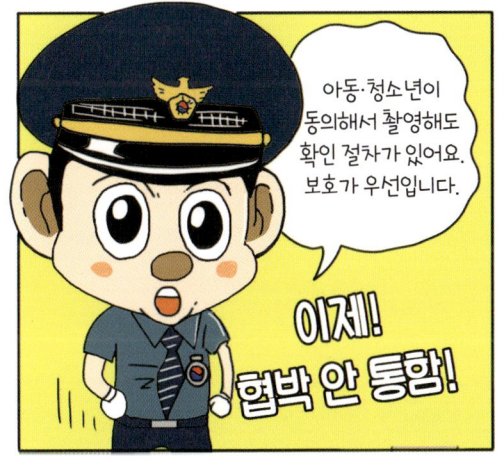
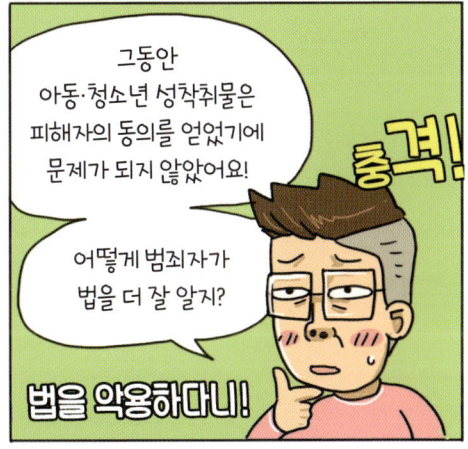
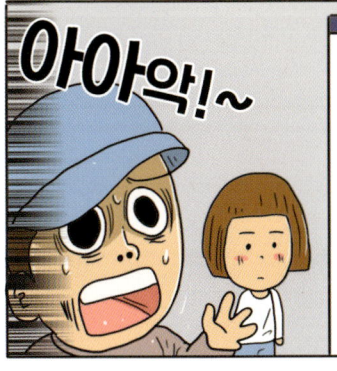

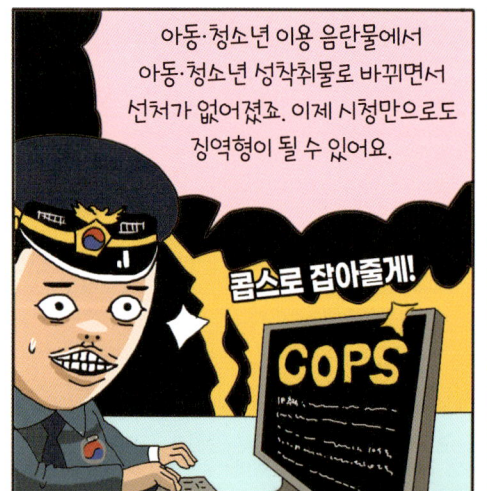
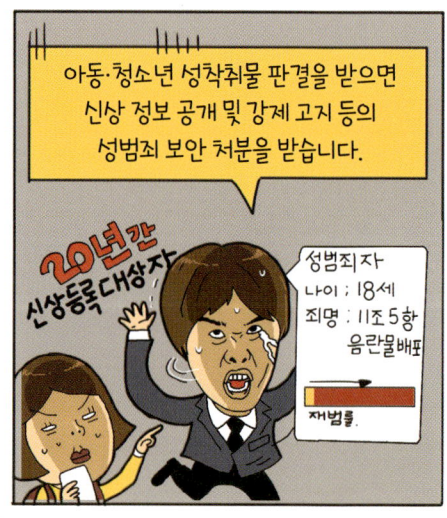
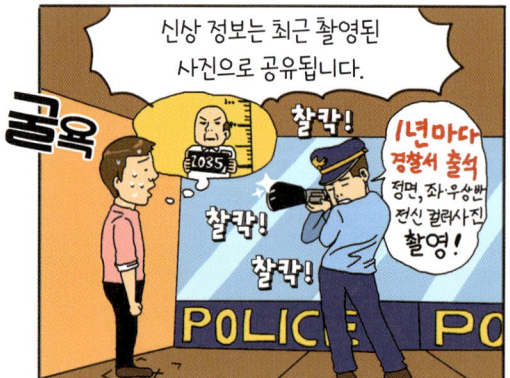
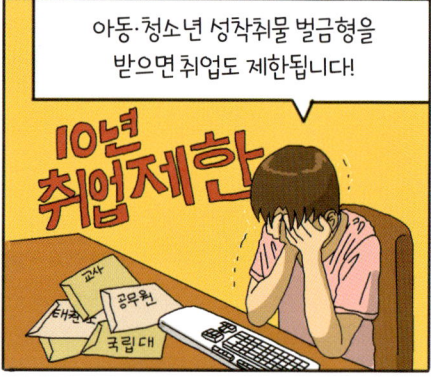
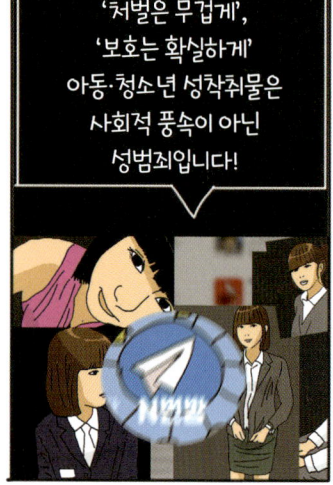

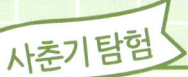

사춘기 탐험
아동·청소년 성착취물 처벌 관련 규정

아동·청소년이 나오는 성착취물을 **제작하거나 수입, 수출한 경우**	5년 이상의 징역 또는 무기 징역
영리를 목적으로 아동·청소년이 나오는 성착취물을 **판매, 대여, 배포, 광고한 경우**	5년 이상의 징역
아동·청소년이 나오는 성착취물을 **알선한 경우**	3년 이상의 징역
아동·청소년이 나오는 성착취물을 **구입하거나 알면서 이를 소지한 경우**	1년 이상의 징역
아동·청소년 성착취물을 제작할 것이라는 정황을 알면서 **아동·청소년을 그 제작자에게 알선한 행위**	3년 이상의 징역
아동·청소년 성착취물을 구입하거나 이를 알면서 **소지 시청한 행위**	1년 이상의 징역

미성년자 성착취 동영상을 판매 및 유포하는 행위를 저질러 사회적 문제를 일으킨 n번방 사건이 발생한 이후 줄곧 관련 처벌에 대한 법률이 강화되고 있어요. 그리고 n번방 특별법(아동·청소년의 성 보호에 관한 법률 일부 개정)으로 인하여 단순히 성착취물을 가지고 있는 것도, 메일, 메시지를 보낸 것만으로도 형사처벌에 대상에 포함되고, 처벌을 무겁게 받을 수 있어요.

"처음에는 몰랐다"고 하더라도 아동·청소년 성착취물은 엄격하게 적용됩니다. 청소년을 보호하기 위해 만든 법이에요. 그것을 악용하는 청소년도 아동·청소년 성착취물의 소지나 배포에서 자유롭지 못하답니다. 우리가 우선적으로 지켜야 할 것은 아동·청소년의 보호입니다.

14장
빠져나오기 어려운 그루밍 성범죄

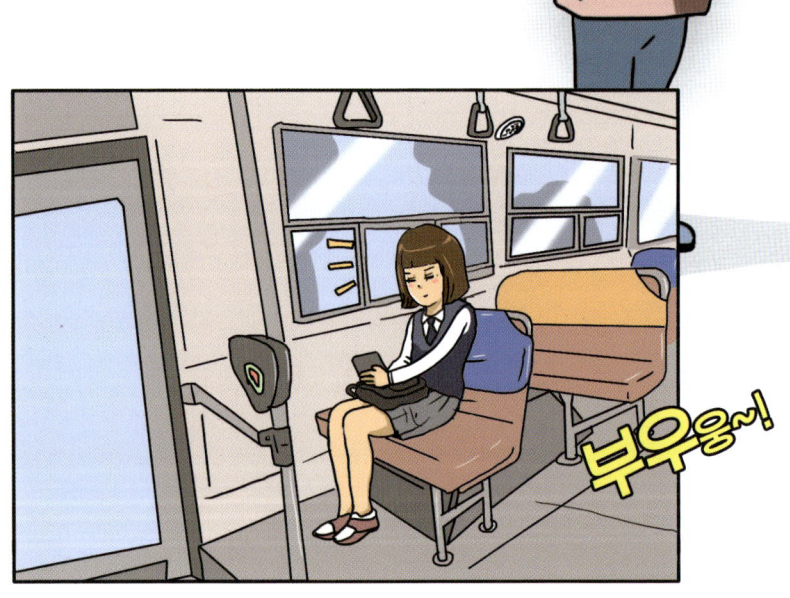

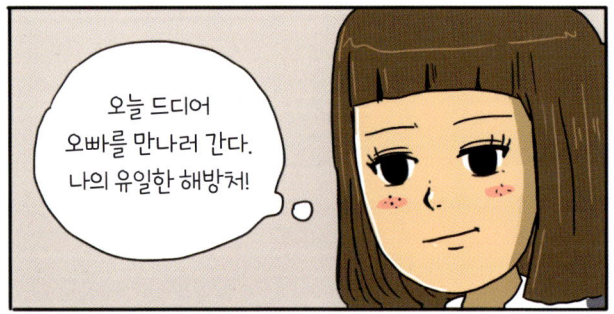

오늘 드디어 오빠를 만나러 간다. 나의 유일한 해방처!

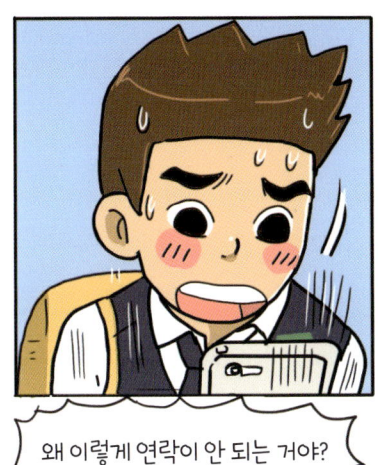
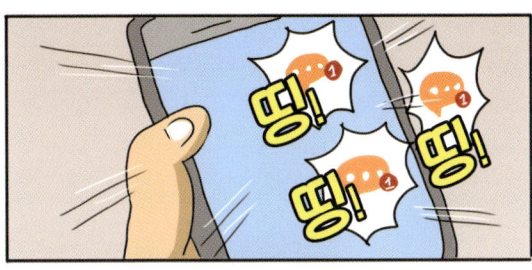
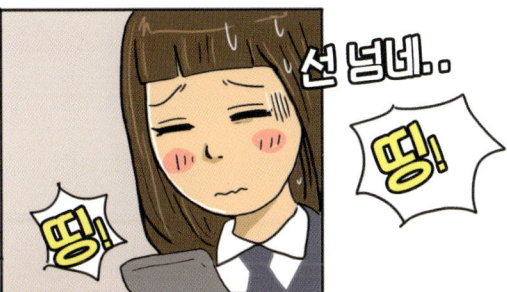
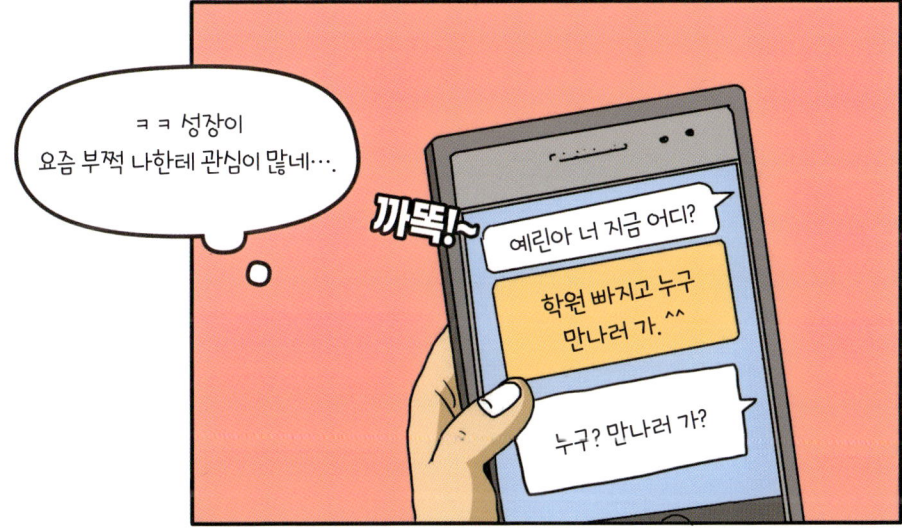

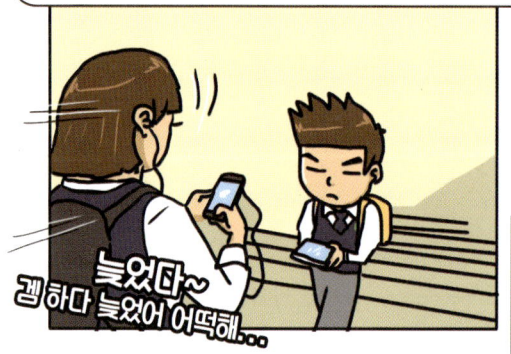
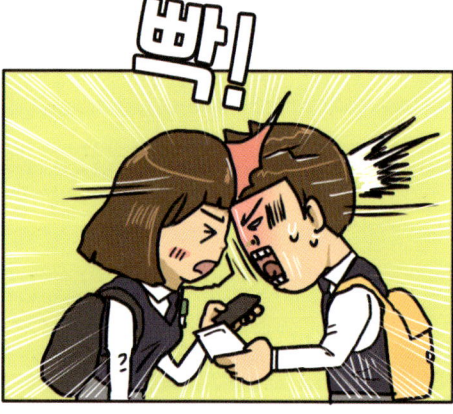
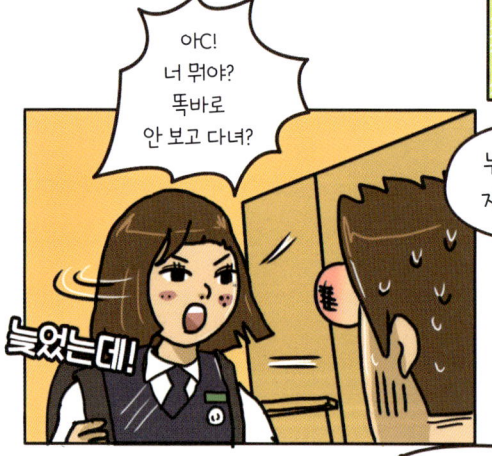
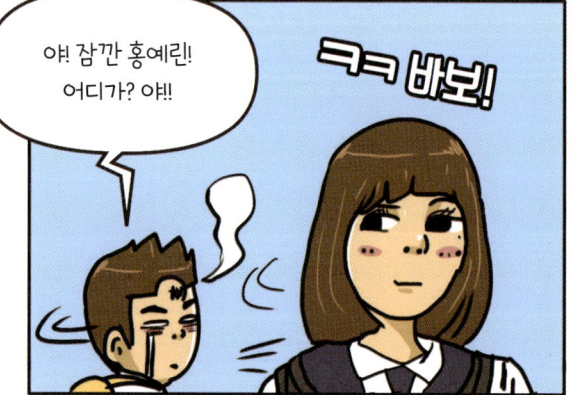

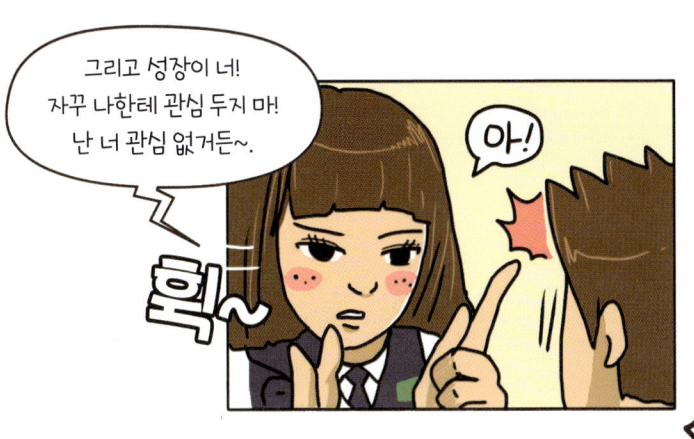
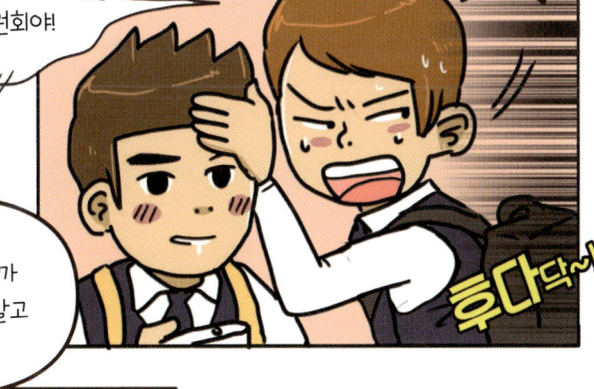
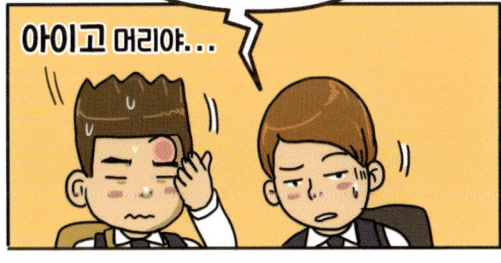
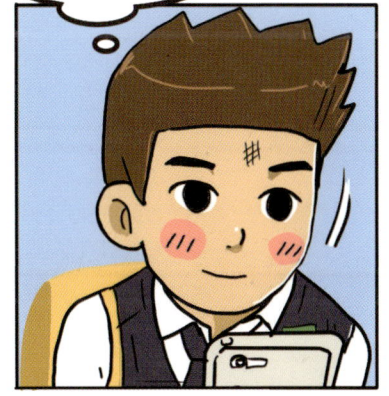

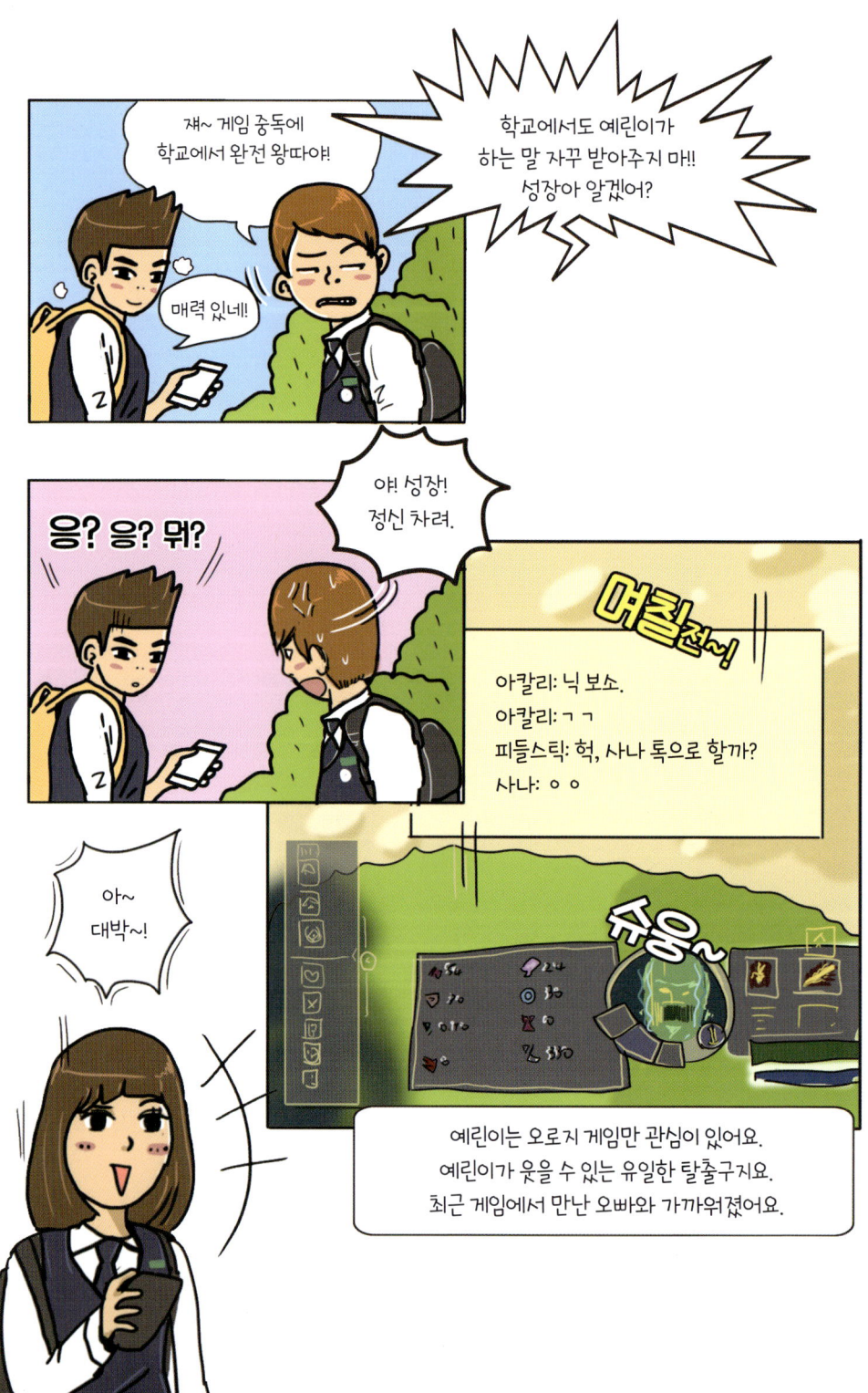

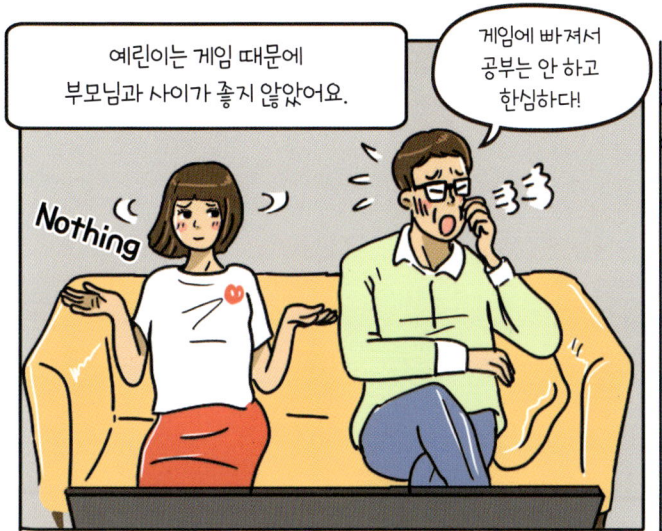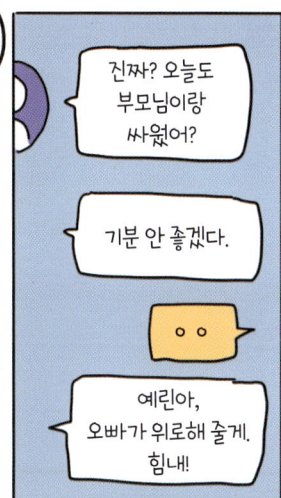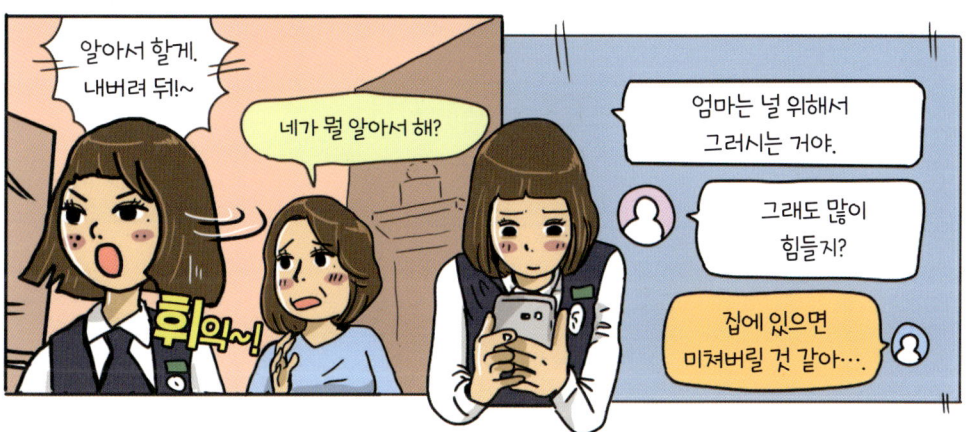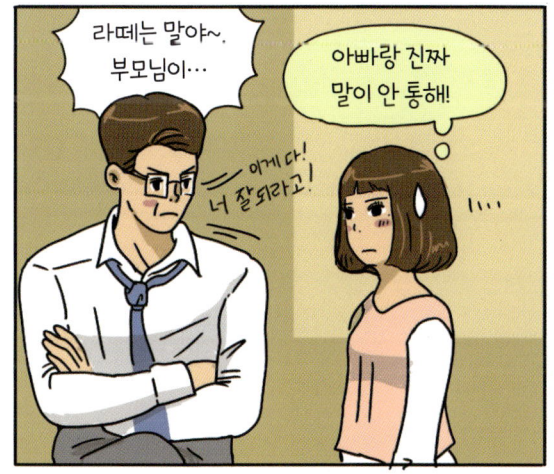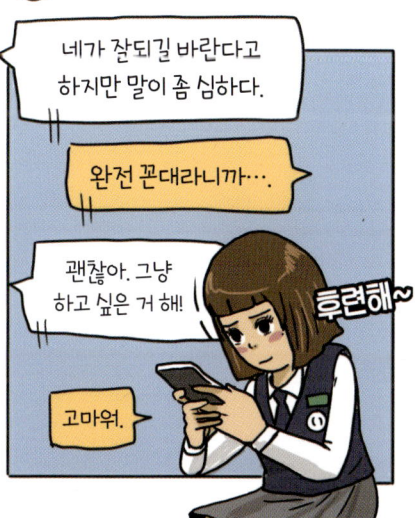

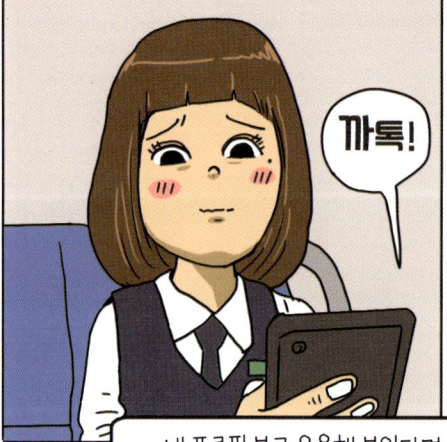
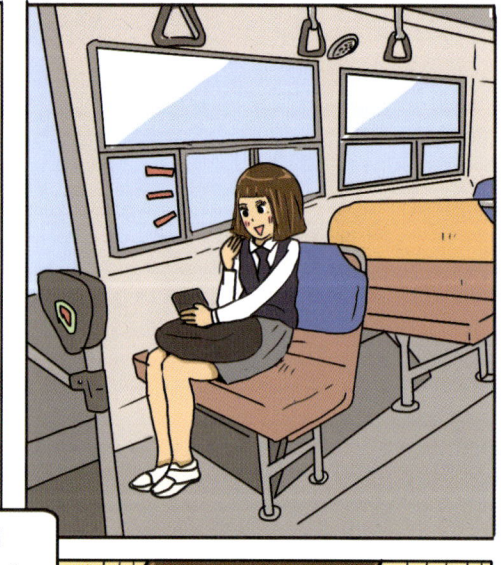
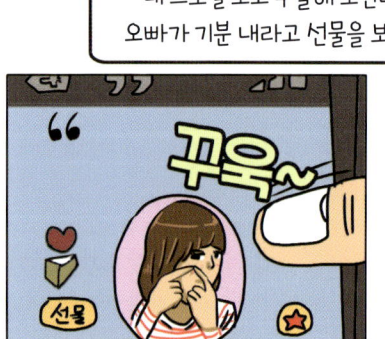
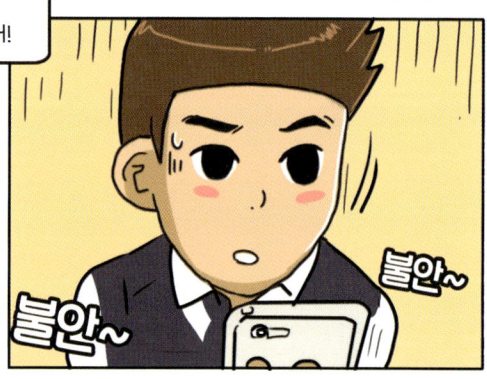
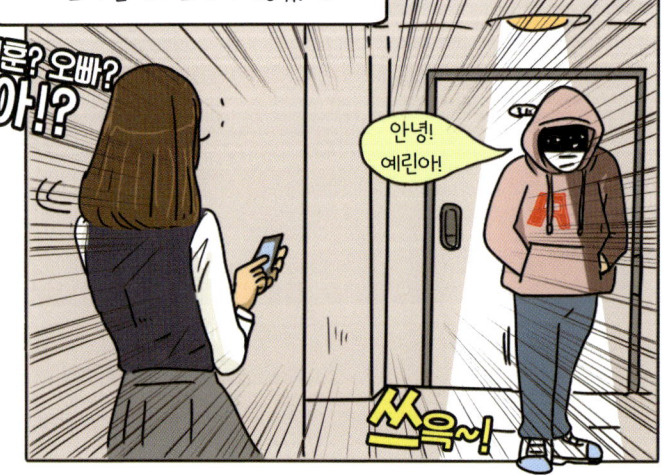

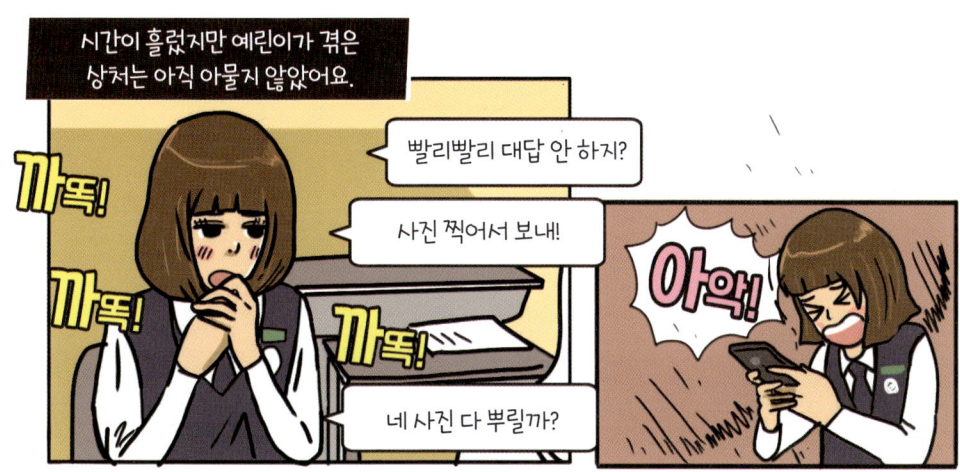
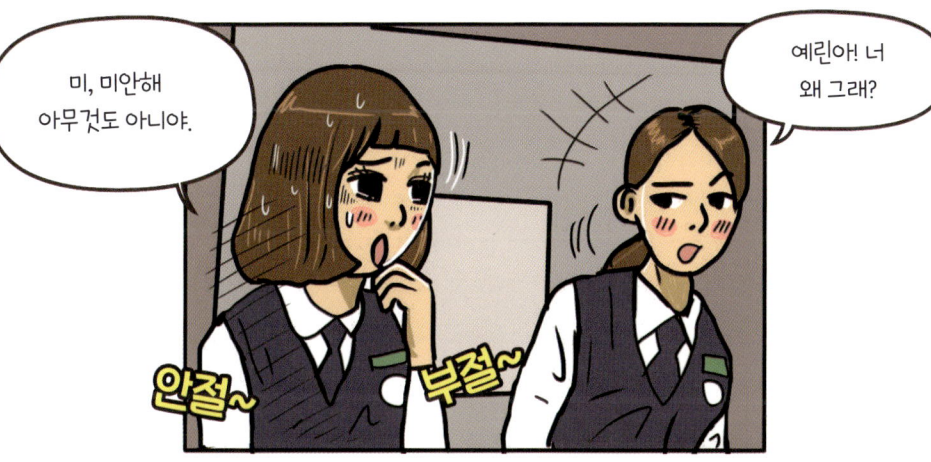
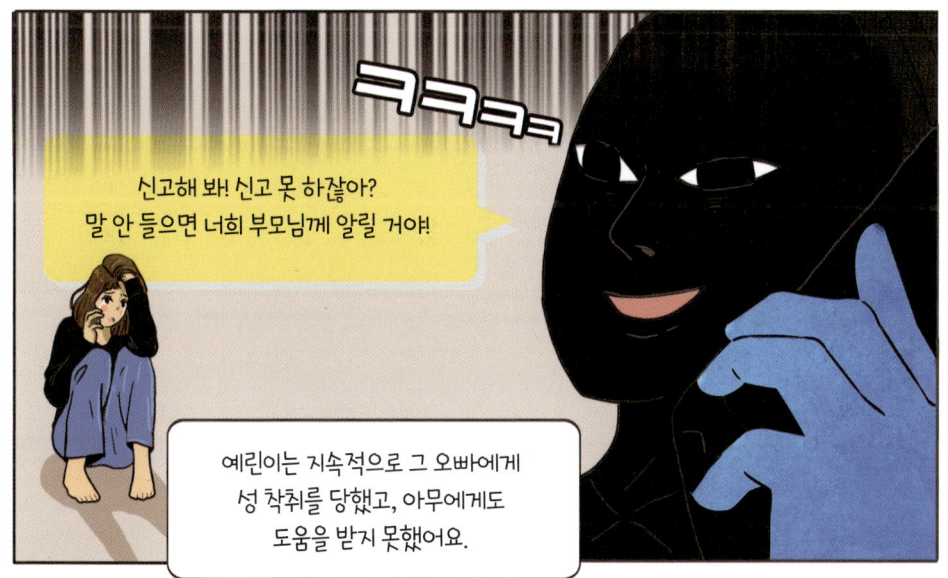

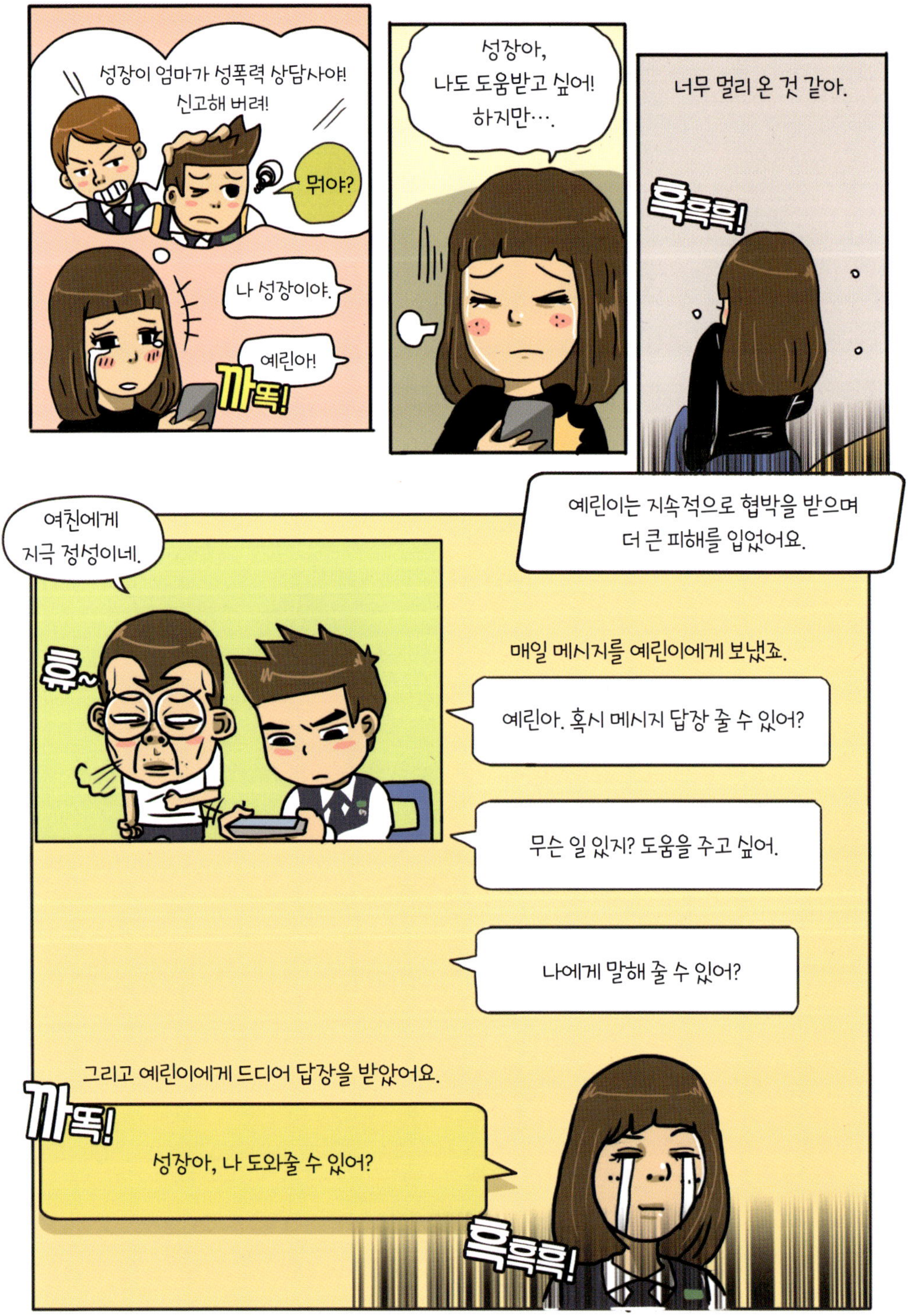

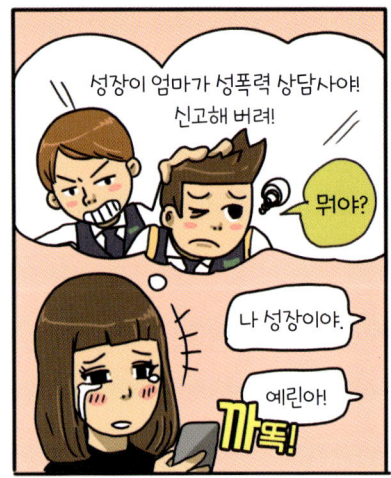
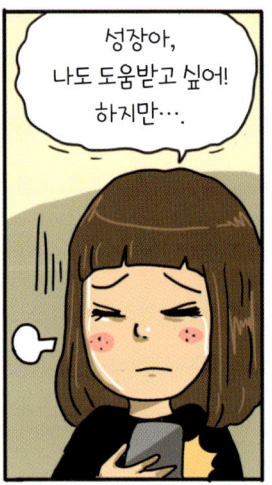
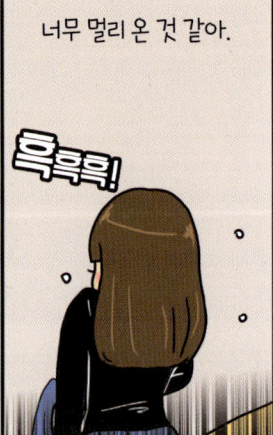

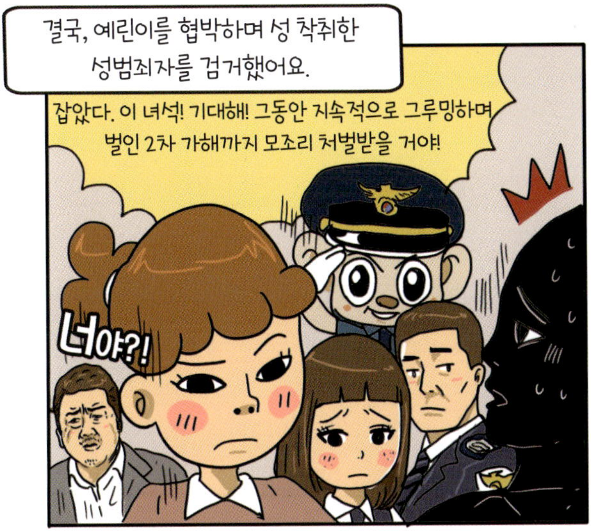

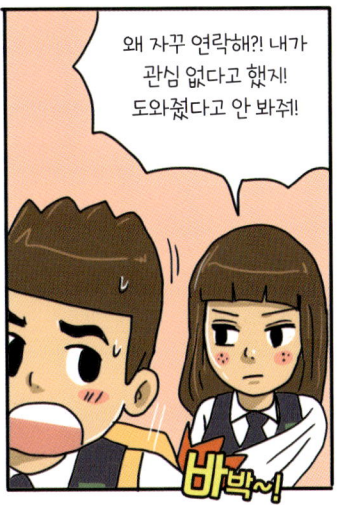

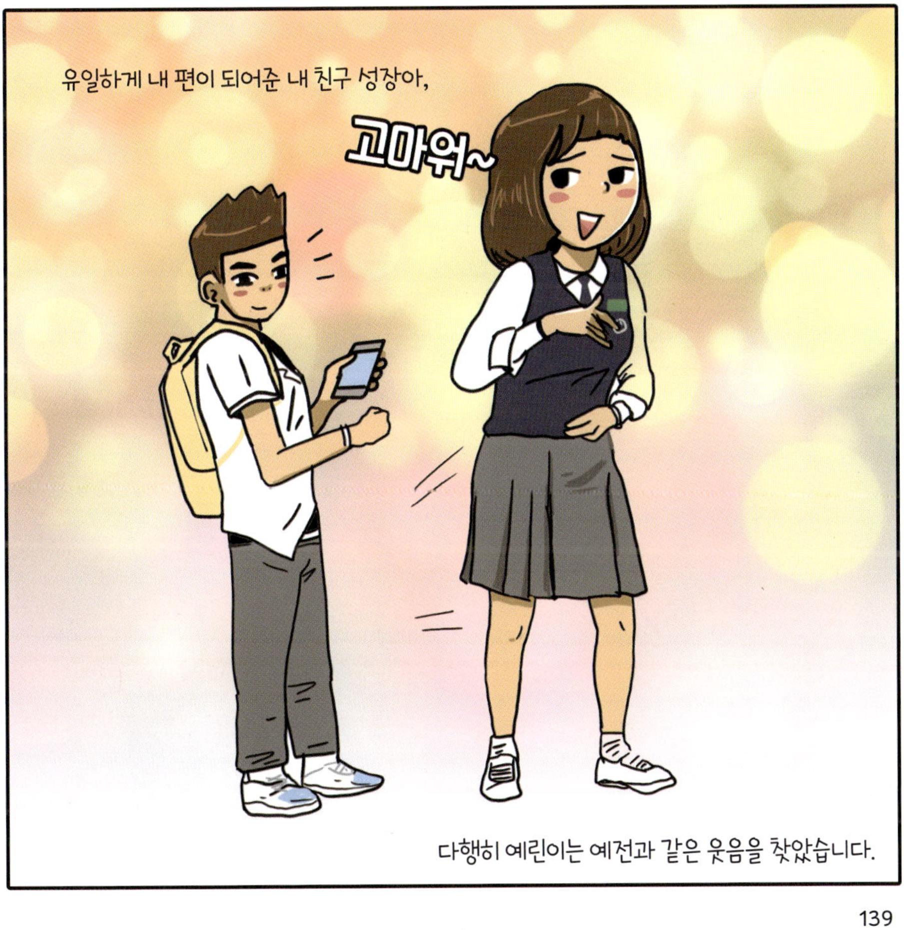

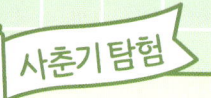

사춘기 탐험 — 그루밍 성범죄 정의와 6단계

그루밍 성범죄란?!

나쁜 목적을 가진 사람들의 수법이 점차 지능화되고 있어요. n번방 사건이 여러 청소년을 표적으로 삼았다면, 이제는 그루밍 성범죄로 방법이 바뀌고 있어요. 그렇게 범죄자들은 대상을 찾아 친해지기 위해 노력하고 있어요.

가해자가 피해자의 호감을 얻은 뒤에 친밀한 관계를 형성해요. 그런 다음 성적인 가해 행위를 하는 성범죄를 '그루밍'이라고 해요. 영어로 그루밍(grooming)은 '가꾸다', '치장하다'는 뜻이 있습니다.

그루밍 성범죄는 일반적으로 범죄자들이 먼저 자기들 기준에 맞는 피해자를 골라요. 그런 다음 취미나 관심사를 파악해서 피해자에게 다가가 신뢰할 수 있게 만들지요. 그런 뒤에 피해자를 도울 수 있는 사람들로부터 고립시켜요. 피해자와의 신체 접촉을 유도해 성적으로 관계를 만들어요. 그리고 이 사실을 숨기기 위해 협박과 회유를 통해 피해자를 심리적으로 지배하는 단계를 거친답니다.

특히 약자인 아동·청소년을 대상으로 접근해요. 주로 온라인 채팅, 메신저, SNS를 통해 호감을 얻은 뒤 친해지면서 시작돼요. 그루밍 성범죄는 피해자 스스로 학대받는다는 것을 인식하지 못하거나, 겉으로 볼 때는 피해자라고 알 수 없게 만들지요.

그루밍 성범죄 6단계

1단계 피해자를 골라요.

2단계 피해자와 자주 연락하며 신뢰를 쌓아요.

3단계 피해자의 욕구를 충족시켜 줘요.

4단계 범죄자 외에 믿지 못하게 만들어 피해자를 고립시켜요.

5단계 피해자와 자연스러운 신체 접촉을 유도하며 성적인 관계를 형성해요.

6단계 피해자에게 협박과 회유를 반복하며 피해자의 삶을 통제해요.

시크릿 뉴스 2023년 3월 16일

앞으로 아동·청소년의 성을 착취하기 위해 소셜 네트워크에서 유인하거나 성적인 행위를 유도하는 등 온라인 그루밍 행위는 법적으로 처벌받게 됩니다.
새롭게 공포된 아동·청소년의 성 보호에 관한 법률에 19세 이상의 성인이 온라인에서 아동·청소년을 성적으로 착취할 목적으로 성적 욕망, 수치심, 혐오감을 유발하는 대화를 반복하거나 성적 행위를 하도록 권유하는 행동을 하면 3년 이하의 징역이나 2000만 원 이하의 벌금을 부과하게 했습니다. 이를 적발하고자 경찰이 미성년으로 신분을 위장하고 수사할 수 있게 되어 현재 대대적으로 수사가 진행되고 있습니다.

낯선 사람이 연락하는 이유!

디지털 세상에서 낯선 사람에게 종종 메시지를 받기도 해요. 청소년 3명 가운데 1명은 낯선 사람에게 쪽지를 받는다고 해요.

왜 모르는 사람이 연락하는 걸까요? 낯선 사람이 나에게 연락하는 목적은 분명히 있습니다. 나에 대해 제대로 알지도 못하는 사람이 정말 나를 좋아해서 연락하는 걸까요? 그들은 나의 '개인 정보'를 얻고 싶어하는 거예요. 정보를 알면 이용하기 쉽거든요.

그들은 나와 친해지려고 전략을 세워서 다가온답니다. 그러니까 이런 사실을 미리 알고 있어야 나를 속이려고 다가오는 사람인지 아닌지를 알 수 있어요.

Q 낯선 사람에게 받은 쪽지나 대화 내용은?

내용	비율
개인 정보를 알려달라고 하였다	23%
나를 공감해 주면서 서로 알아가고자 하였다	19%
쉽게 용돈을 벌 수 있게 해준다고 하였다	10%
신체 부위 사진을 찍어 보내달라고 하였다	6%
사진이나 영상을 팔라고 하였다	2%

출처: 서울시(탁틴내일)가 초·중·고교생 1607명

낯선 사람과 대화할 때 개인 정보나 신체 사진과 영상 등을 요구한다면, 특히 일반적인 것들이 아닌 불법으로 간주할 만한 것을 달라고 한다면, 꼭 부모님이나 선생님, 주변의 믿을 만한 어른과 이야기를 나눠야 해요. 만약 어려움을 겪고 있는 친구가 있다면 도움을 받을 수 있게 주변 어른에게 꼭 알려야 해요!

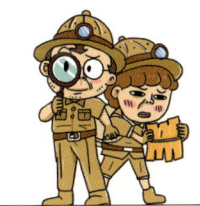

함께 보면 더욱 좋은
디지털 안전 기본편

15장
단체 채팅방에서 정정당당한 행동

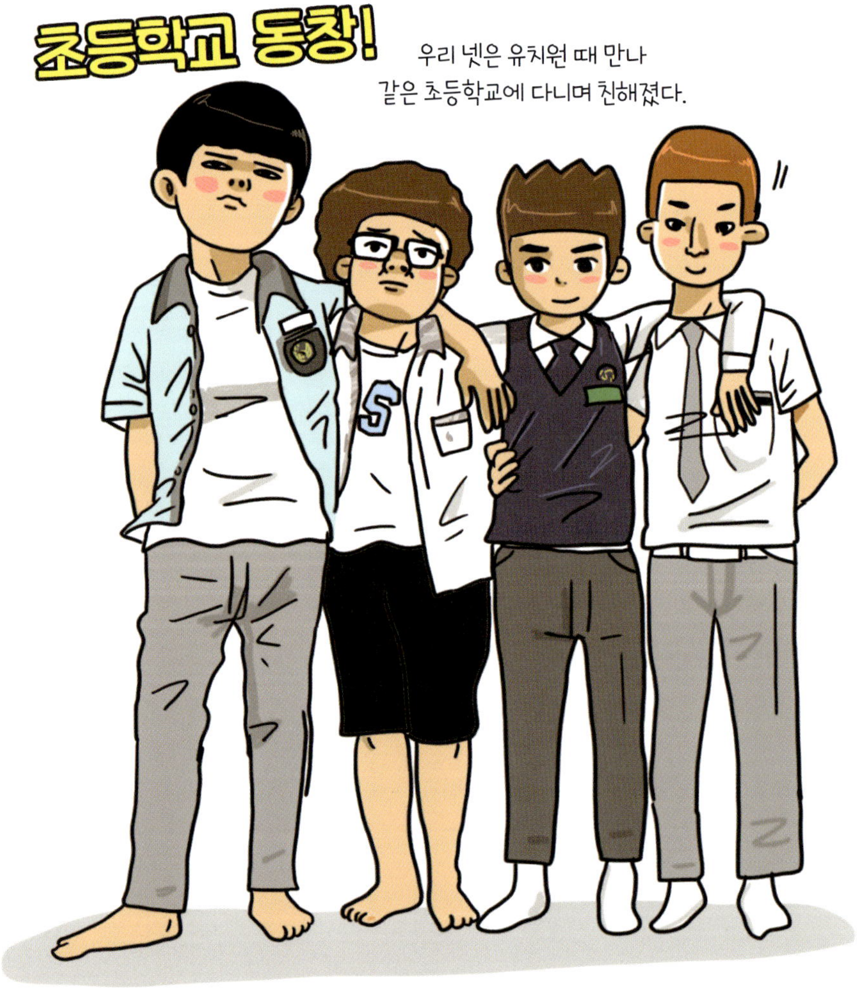

초등학교 동창! 우리 넷은 유치원 때 만나
같은 초등학교에 다니며 친해졌다.

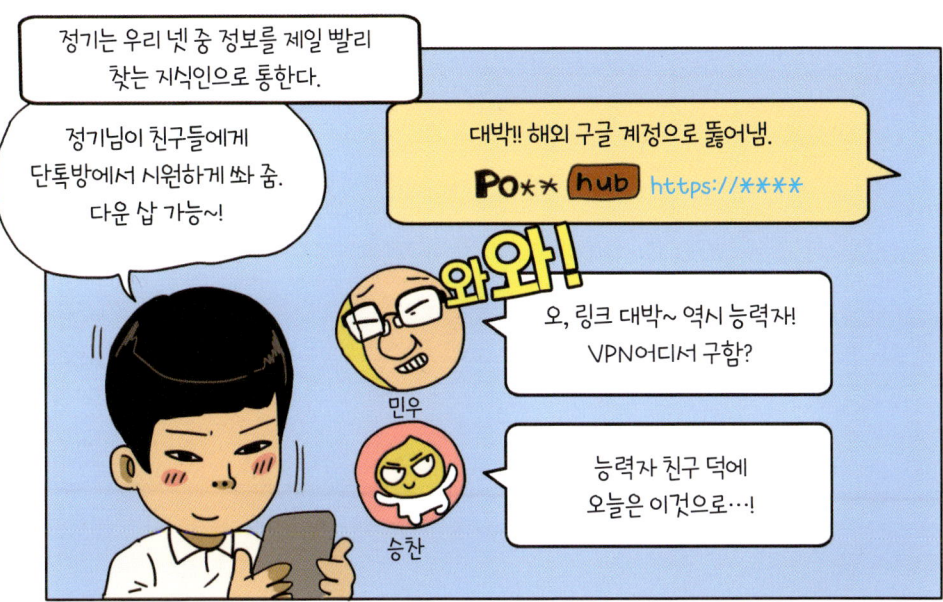
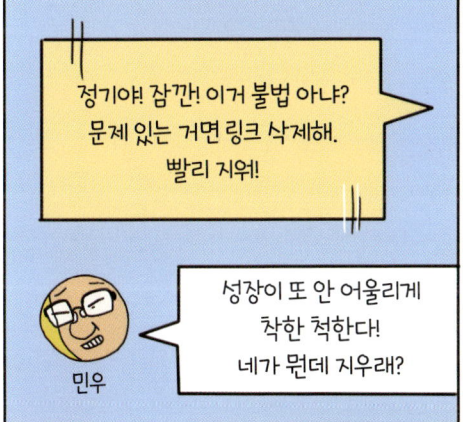
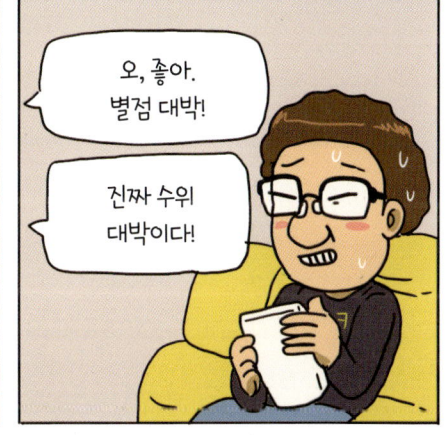
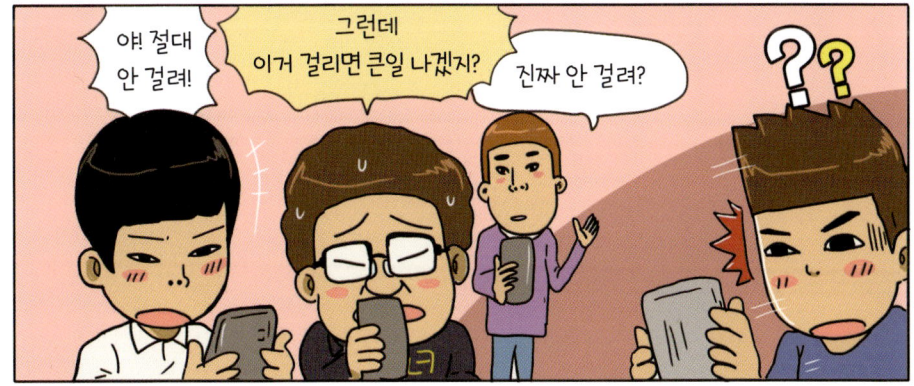

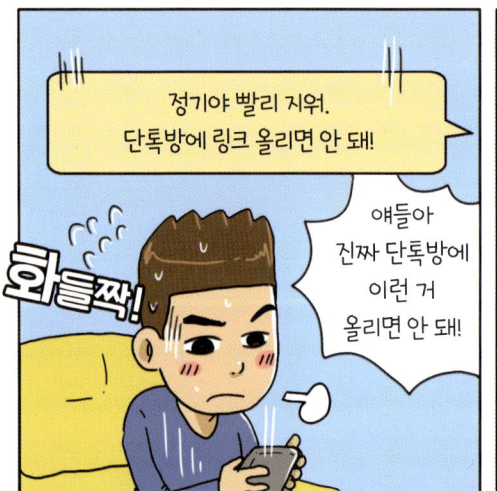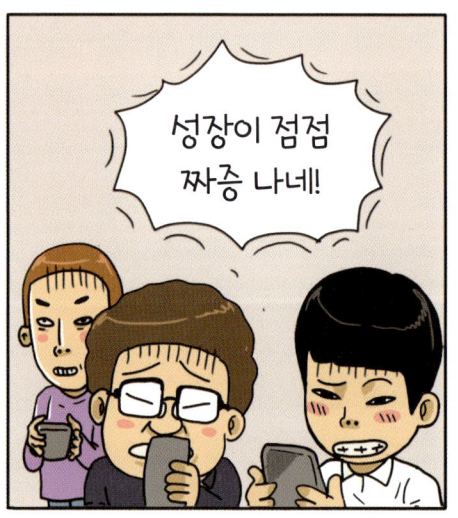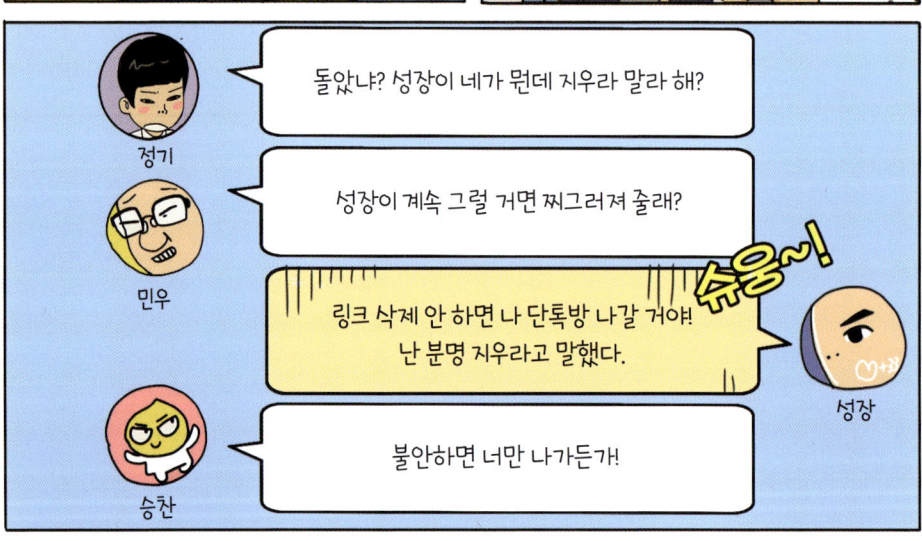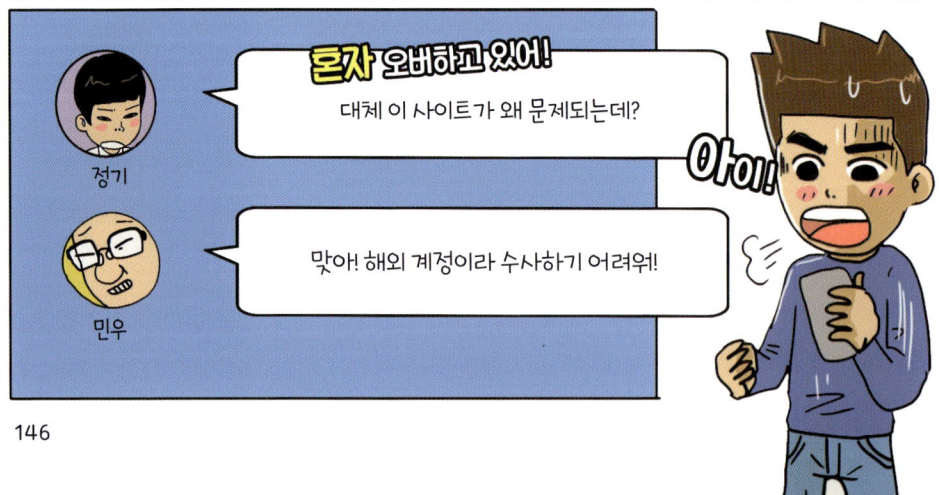

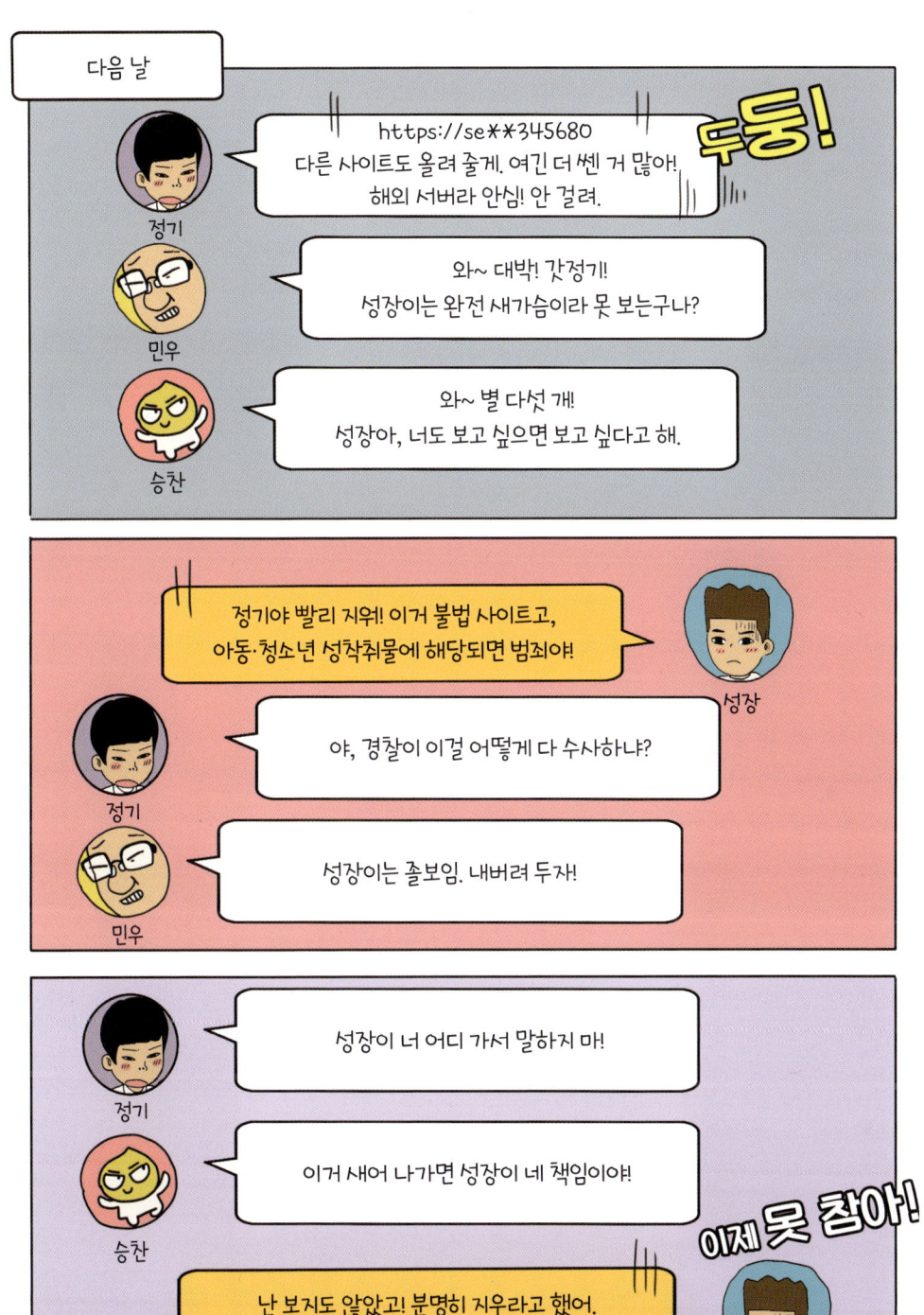

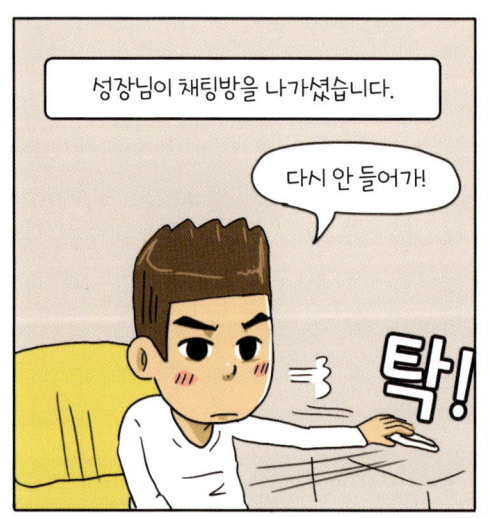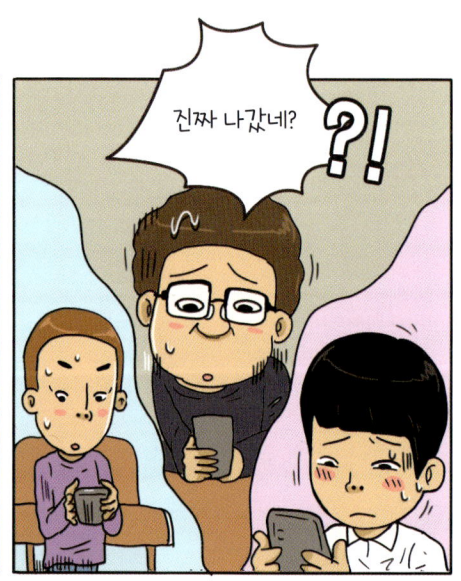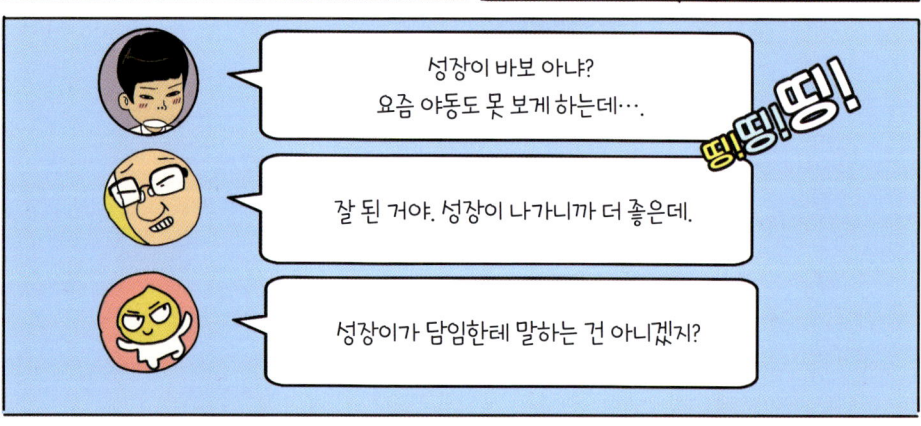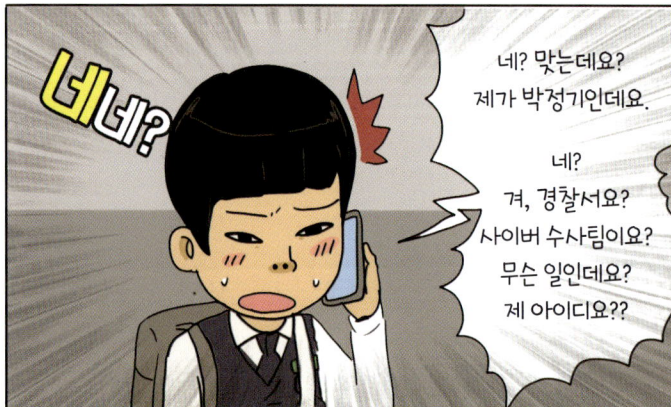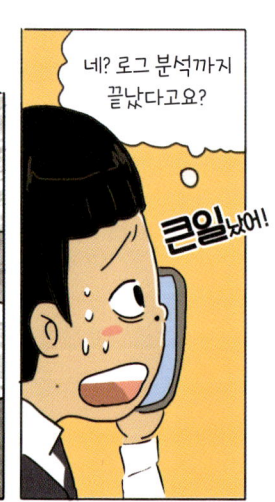

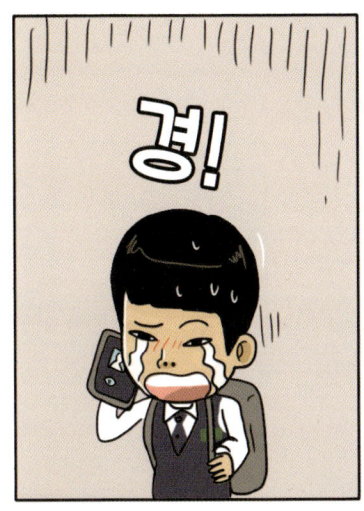
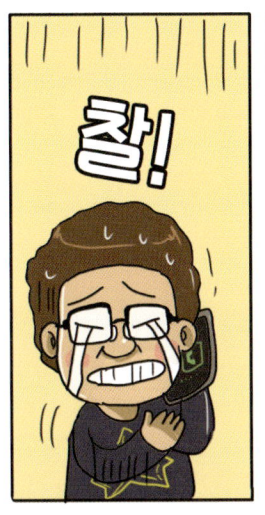
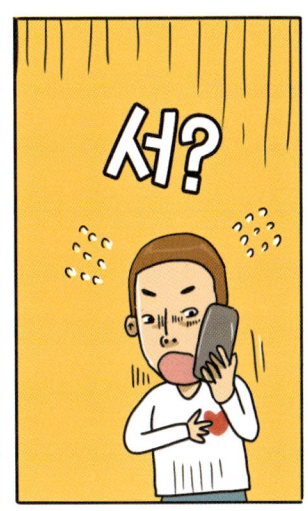
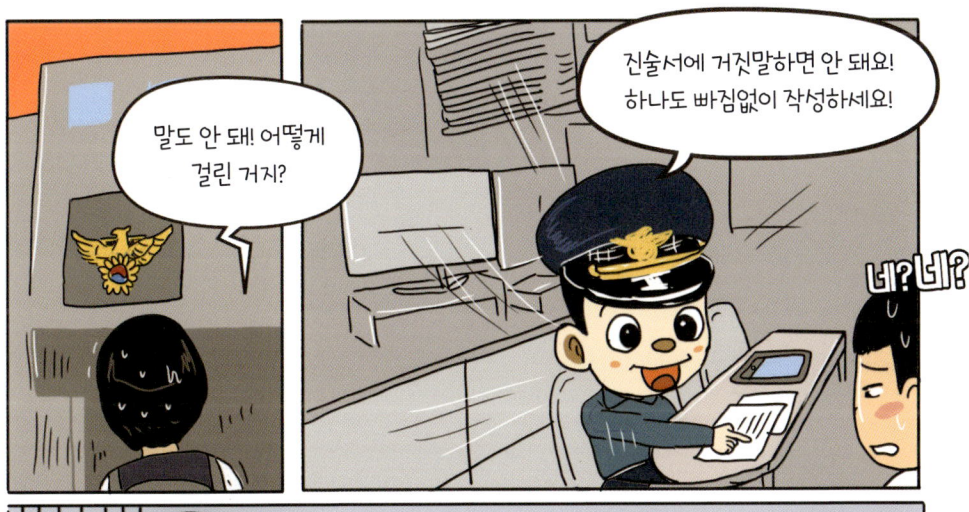
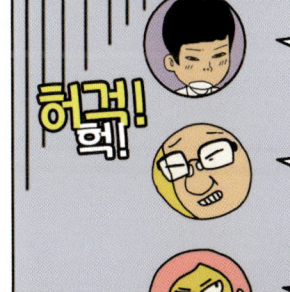
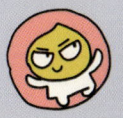

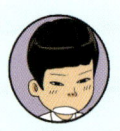
정기
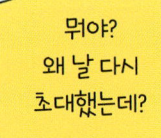
뭐야? 왜 날 다시 초대했는데?

성장아, 네가 잘 말해주면 안 되냐?

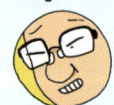
민우

우리 모르고 그랬다고 말해 줘 말해 주면 안 될까?

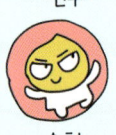
승찬

너도 단톡방에 같이 있었잖아! 공범이잖아?

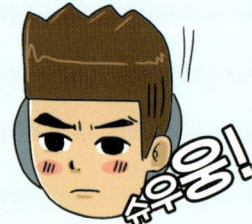

나는 계속 지우라고 했고 분명히 경고했어! 너희들이 내 말 안 들어서 난 채팅방 나갔잖아.

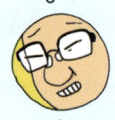
정기

성장아, 우리 친구잖아! 네가 경찰한테 잘 좀 말해주면 안 될까?

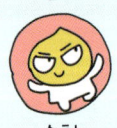
민우

우리 엄마도 알았어! 우리 처벌받으면 어떡해?

승찬

이게 다 정기 때문이야. 성장이 말 들을걸! 진짜 후회된다!

친구 성장님이 채팅방을 나가셨습니다.

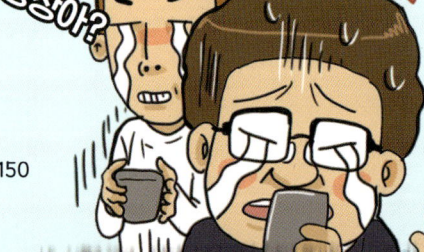
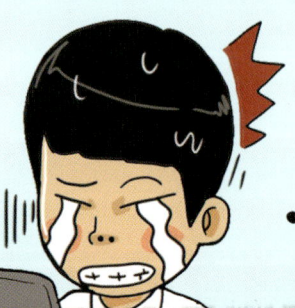

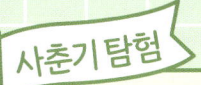

사춘기 탐험
단체 채팅방에서 지켜야 할 신념!

단톡방에서 많은 친구와 대화하다 보면 올리지 말아야 할 정보나, 불법 사진과 영상 등을 올리는 친구들이 있습니다. 그 친구들은 지금 하는 행동이 문제라고 인식하지 못하기 때문이에요. 반대로 위험을 감지하는 친구들도 있어요. 어떤 차이가 있을까요? 위험을 감지하고 인식하는 것! 무엇이 문제인지 모르는 친구들에게 "지워줘" "삭제해 줘" "나갈 거야" 등등 표현해야 해요. 물론 친구와의 관계 때문에 표현하기 어렵지요.

정말 친구를 위한다면 나쁜 행동은 하지 않게 도와주어야 해요. 동의 없이 촬영한 사진과 영상을 공유하는 것도 모두 불법이에요. 우리 스스로 디지털 세상에서 필요한 에티켓을 생각해 보아요! 정의로운 일을 당당하게 요구하는 것은 주체적인 행동이에요. 그것이 단톡방에서 친구들끼리 나누는 비밀스러운 대화라고 해도 잘못된 일이라면 스스로 옳은 선택을 하는 결정을 해야 해요.

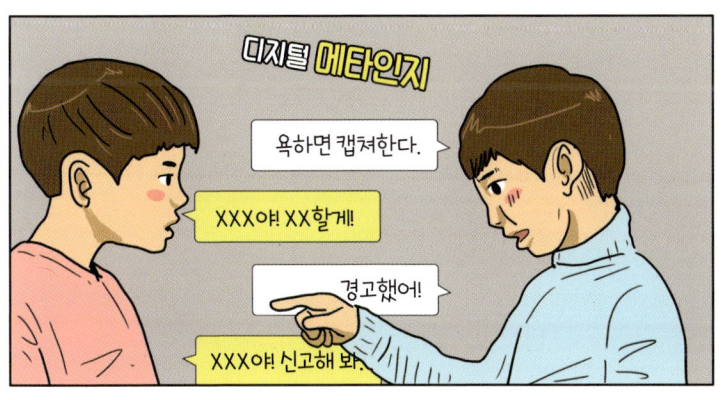

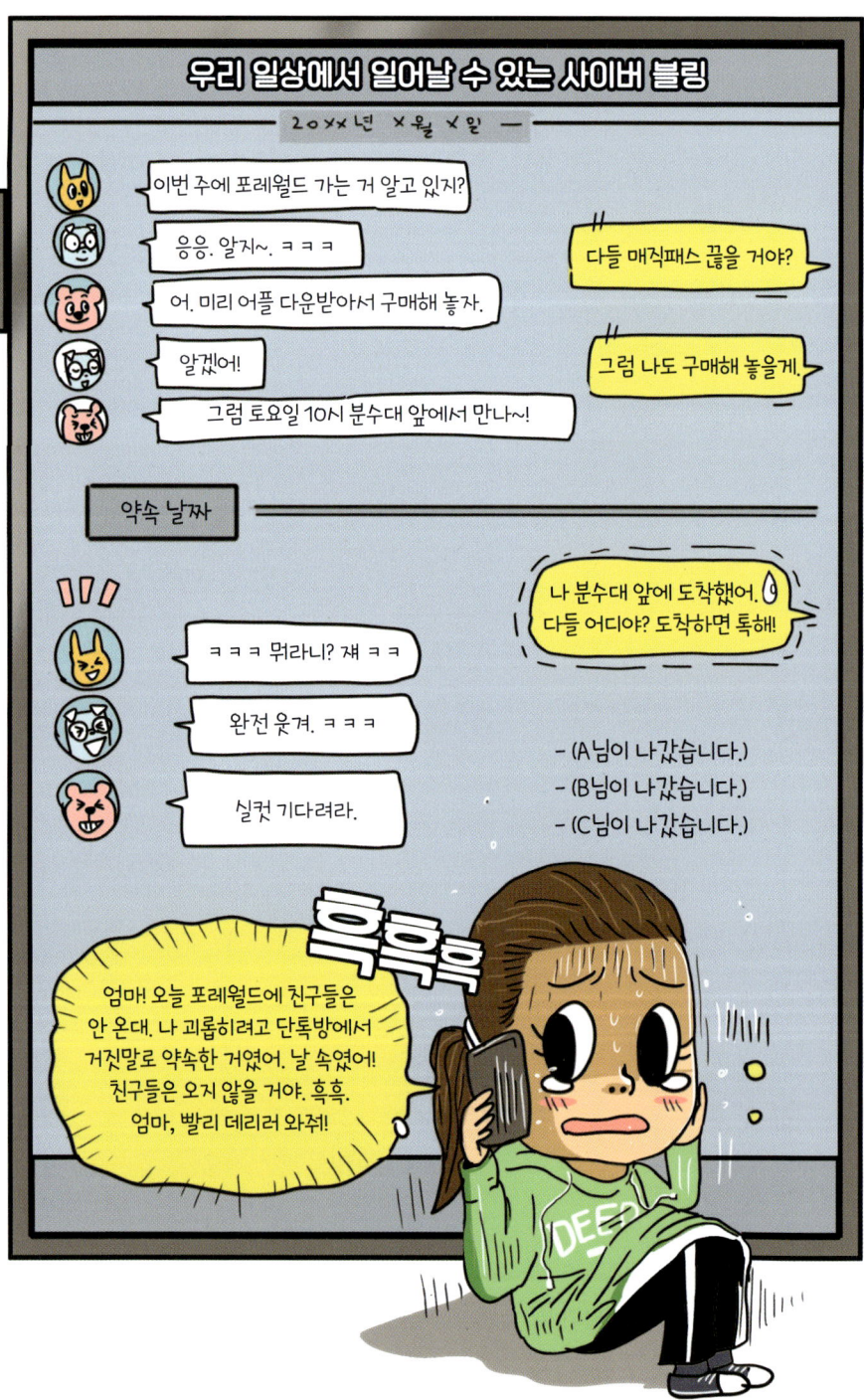

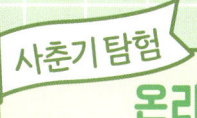

사춘기 탐험

온라인 따돌림, 사이버 불링의 이해와 대처 방법

사이버 불링이란?

가상 공간을 뜻하는 사이버(Cyber)와 약자를 괴롭힌다는 뜻을 지닌 불링(Bullying)의 합성어로, "가상의 공간에서 특정인을 집요하게 괴롭히는 행위"를 뜻합니다. 쉬운 말로 표현하면 온라인 왕따, 혹은 온라인 집단 괴롭힘이라고도 해요.

사이버 불링 유형

- 사이버 비방: 피해자에게 욕설, 비속어, 모욕적인 메시지를 보내 괴롭히는 행위를 말해요.
- 사이버 왕따: 집단으로 행해지는 폭력, 단체 대화방에서 번갈아 가며 피해자를 비웃고 헐뜯는 모욕적인 행동을 말해요.
- 사이버 따돌림: 피해자를 무시하거나 소외감을 느끼게 하는 행동을 말해요. 단체 대화방에 피해자를 초대한 뒤, 피해자가 말을 걸면 피해자를 제외하고 모두 대화방에 나가는 등이 있어요.
- 사이버 감옥: 괴롭히는 피해자가 단체 대화방에서 나가면, 끊임없이 다시 초대해 나가지 못하도록 해요.
- 사이버 명령: 피해자에게 심부름시키거나 유료 이모티콘, 모바일 상품권을 강요하는 행위를 말해요.
- 사이버 스토킹: 피해자가 싫어하는 글이나 사진 등을 지속적으로 보내요.

SNS를 통해 욕설해도 형사 처벌을 받을 수 있어요!

- 모욕죄: 1년 이하의 징역이나 금고 또는 200만 원 이하의 벌금_ 형법 제311조(모욕)
- 명예훼손죄: 3년 이하의 징역 또는 3000만 원 이하의 벌금 허위사실의 경우 7년 이하의 징역, 10년 이하의 자격정지 또는 5000만 원 이하의 벌금_ 정보통신망 이용 촉진 및 정보 보호 등에 관한 법률 제70조 1항, 2항(사이버 명예 훼손죄)

진정한 우정은 친구의 잘못을 눈감아 주는 것이 아니라 잘못한 행동을 깨닫게 해주는 것이에요. 나와 친구를 위한 결정이지요!

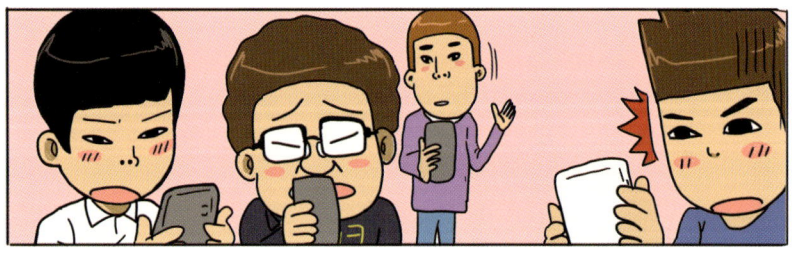

사이버 불링 피해 발생 시 대처법

- 피해 내용을 캡처, 증거를 수집한 뒤 국번 없이 117번, 117CHAT 앱
- #0117 문자 신고 안전드림117센터

사춘기 탐험을 마치며…

사춘기 탐험대 여러분,

디지털 문화 탐험을 마친 소감이 어떤가요? 나에게도 일어날 수 있는, 디지털 성범죄에 대해 알아 가는 시간이 되었길 바랍니다.

편리한 디지털 환경에서 스마트폰을 사용하며 살고 있어요. 무심코 인식하지 못한 위험과 함께 말이지요. 차가운 화면과 익명으로 가려진 온라인 세상이지만, 그곳 역시 사람과 사람이 관계를 맺는 곳이지요. 그래서 온라인 세상과 디지털 환경은 인간에 대한 에티켓이 중요합니다.

우리 사춘기 탐험대 친구들은 정보의 홍수 속에 살면서, 과잉된 미디어 문화에서 살아갈 것입니다. 디지털 공간에는 타인의 고통에 공감하지 못하고, 자신의 목적을 충족시키려는 사람들이 모이기도 합니다. 약자와 미성년자를 이용하려는 사람들도 있지요.

이 책을 통해 그 위험을 인지하고 대비하여 피할 수 있기를, 또한 그러한 과정을 배우며 올바른 판단과 건강한 자신만의 기준을 갖추길 바랍니다.

여러분의 용기 있고 선한 결정이 사회를 변화시키고 이로운 문화를 만들어 갈 수 있습니다. 앞으로 펼쳐질 여러분의 사춘기 탐험을 무사히 마칠 때까지 탐험대장은 힘차게 응원하겠습니다!

사춘기 탐험대장 이충민 올림

스마트폰 쓰기 시작할 때
알아야 할 성교육

사춘기 탐험대

초판 1쇄 발행 2025년 8월 1일

지은이 이충민
펴낸이 김선준

편집이사 서선행
편집1팀 이주영, 김송은, 천혜진
디자인 김예은
마케팅팀 권두리, 이진규, 신동빈
홍보팀 조아란, 장태수, 이은정, 권희, 박미정, 조문정, 이건희, 박지훈, 송수연, 김수빈
경영지원 송현주, 윤이경, 임해랑, 정수연

펴낸곳 (주)콘텐츠그룹 포레스트 **출판등록** 2021년 4월 16일 제2021-000079호
주소 서울시 영등포구 여의대로 108 파크원타워1, 28층
전화 02) 332-5855 **팩스** 070) 4170-4865
홈페이지 www.forestbooks.co.kr
종이 (주)월드페이퍼 **출력·인쇄·후가공** 더블비 **제본** 책공감

ISBN 979-11-93506-18-9 (74510)
ISBN 979-11-93506-17-2 (세트)

- 책값은 뒤표지에 있습니다.
- 파본은 구입하신 서점에서 교환해드립니다.
- 이 책은 저작권법에 의하여 보호를 받는 저작물이므로 무단 전재와 복제를 금합니다.

㈜콘텐츠그룹 포레스트는 독자 여러분의 책에 관한 아이디어와 원고 투고를 기다리고 있습니다. 책 출간을 원하시는 분은 이메일 writer@forestbooks.co.kr로 간단한 개요와 취지, 연락처 등을 보내주세요. '독자의 꿈이 이뤄지는 숲, 포레스트'에서 작가의 꿈을 이루세요.